Uso de plantas medicinales en los andes norte del Perú

Conocimientos en etnobotánica de la población de Uchucmarca, Púsac y San Vicente de Paúl

Editores: Rainer Bussmann, Carlos Vega, Carolina Téllez, Martina Monigatti

2013

Uso de plantas medicinales en los andes norte del Perú

Este libro forma parte del material generado como resultado de la investigación realizada por Martina Monigatti , para obtener su Master en Biología en el Instituto de Botánica Sistemática de la Universidad de Zurich, Suisa.

Instituciones Colaboradoras:
William L. Brown Center
Missouri Botanical Garden
PO BOX 299, St. Louis, Missouri, 63166-0299 - USA
InbiaPerú
G. García 375 - Urb. Los Granados, Trujillo - Perú.

Editores: Martina Monigatti, Rainer W. Bussmann, Carolina Téllez y Carlos Vega.
Fotografías: Martina Monigatti y Carlos Vega.
Diseño de la publicación: Carlos Vega y Carolina Téllez.

Impreso en GRAFICART SRL
San Martín 375 - Trujillo, Perú.

ISBN 978-0-9848415-8-5
Hecho el Depósito Legal en la Biblioteca Nacional del Perú N° 06657-2013
Tiraje 600 ejemplares.
Primera edición - Trujillo - Perú, mayo del 2013

IMPRESO EN PERÚ- PRINTED IN PERU

Uso de plantas medicinales en los andes norte del Perú

AVISO IMPORTANTE

La función de este libro es de proveer información sobre asuntos de salud solamente con fines de referencia y educación.

No trata de reemplazar los servicios del personal de salud o médicos calificados. La información en esté libro no ha sido evaluada por las autoridades del Ministerio de Salud del Perú y no es la intención de los autores y editores describir alguna sustancia como curación, mitigación, tratamiento o prevención de ninguna enfermedad.

En el caso que el lector use la información con o sin consejo médico, ni los autores, ni editores son responsables de cualquier pérdida, daño o perjuicio directo ó indirecto como resultado del uso de este libro.

Agradecimientos

Este trabajo sólo fue posible con la ayuda de varias personas. En particular, estoy muy agradecida a las poblaciones de Púsac, San Vicente y Uchucmarca por compartir sus conocimientos conmigo, por su hospitalidad y cordialidad; a Carlos Vega por hacerlo posible, y por ser mi mentor y amigo; a Carolina Téllez por compartir su sabiduría, amistad y conocimientos botánicos conmigo, y su apoyo en el presente documento; a Carito por tratarme como a una hermana. Agradezco muchísimo a Doña Chabela y Don Paco por compartir su casa, su vida y sus conocimientos conmigo; a Francisco Díaz Vega por ser mi guía y ayudarme en colectar plantas; a Yuli, Coco y Li por su amistad; a Hugo Rojas por ser mi guía en Uchumarca; a Eric Rodríguez y Mario Zapata por su ayuda en identificar las plantas; a Rainer Bussmann por darme la oportunidad de realizar mi sueño; a mi supervisora Caroline Weckerle por su inspiración y apoyo invaluable. Agradezco a los autoridades nacionales y locales por dar permiso para este estudio, y a la Academia de Ciencias Naturales de Suiza, el Instituto de Botánica Sistemática de la Universidad de Zúrich, y al Centro William L. Brown del Jardín Botánico de Missouri por el apoyo económico. Agradezco a Dominic Rieger por su ayuda con los fotos, y a Søren Jørgensen por leer el manuscrito. Al final, agradezco a mis padres por siempre creer en mí.

Martina Monigatti

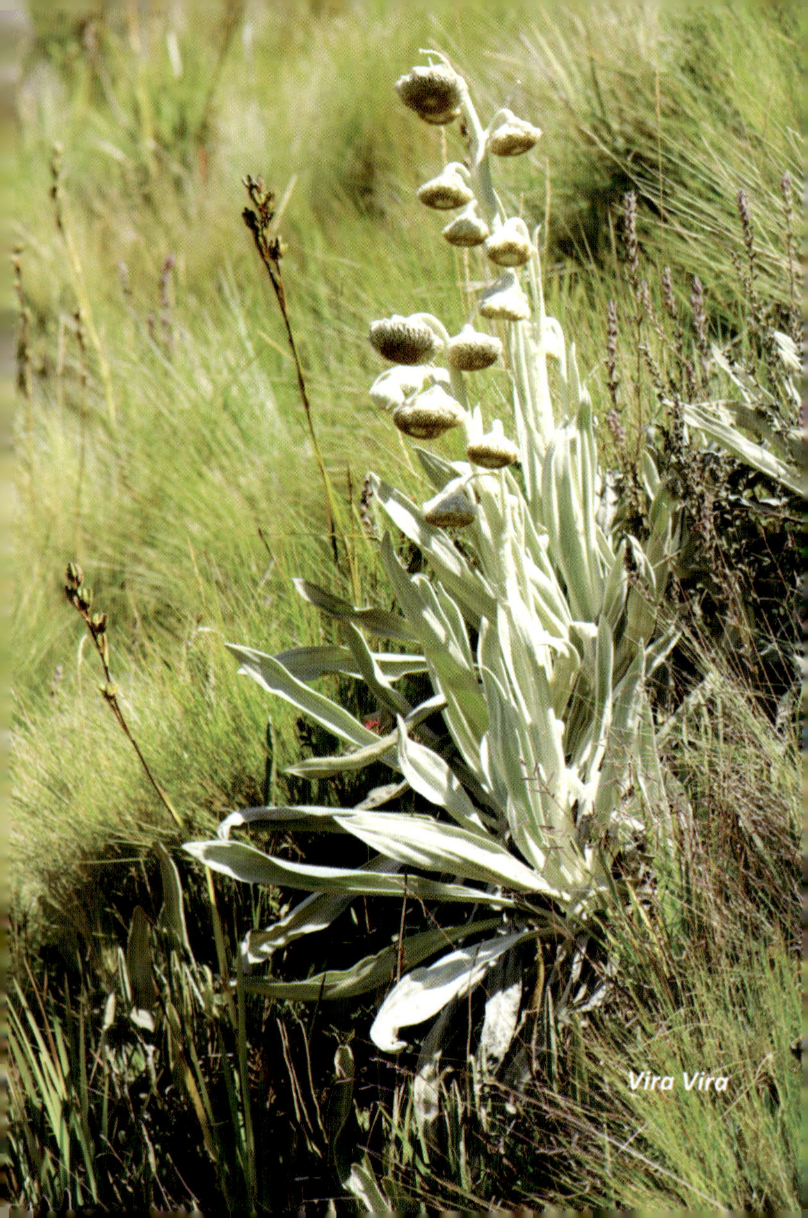
Vira Vira

Presentación

Este libro presenta una selección de plantas medicinales y sus usos, basados en conocimientos de la población de Pusac, San Vicente de Paúl y Uchucmarca, los que documenté para mi tesis de máster en biología. Siempre me fascinó América Latina, por lo que agradezco de manera muy especial la oportunidad de realizar un estudio de etnobotánica en este bello lugar. Este libro es para agradecer a la población por compartir sus conocimientos conmigo, y para devolvérselos en forma escrita.

En el protocolo de Nagoya, varios estados se han puesto de acuerdo de que los recursos naturales, como plantas, e intelectuales, como conocimientos etnobotánicos, pertenecen al país y al pueblo que lo tienen, y cuando extranjeros obtienen acceso a aquellos recursos, deben compartir los resultados y beneficios con la gente propietaria. Para mí, como estudiante extranjera, era magnifico compartir con la gente local y aprender de ellos, ¡y espero mucho que ese material les demuestre mi aprecio y agradecimiento por las facilidades recibidas y que sea de su agrado.

Martina Monigatti

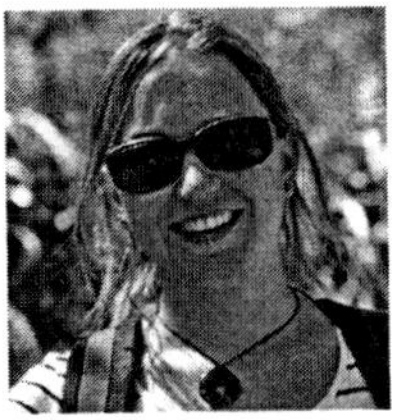

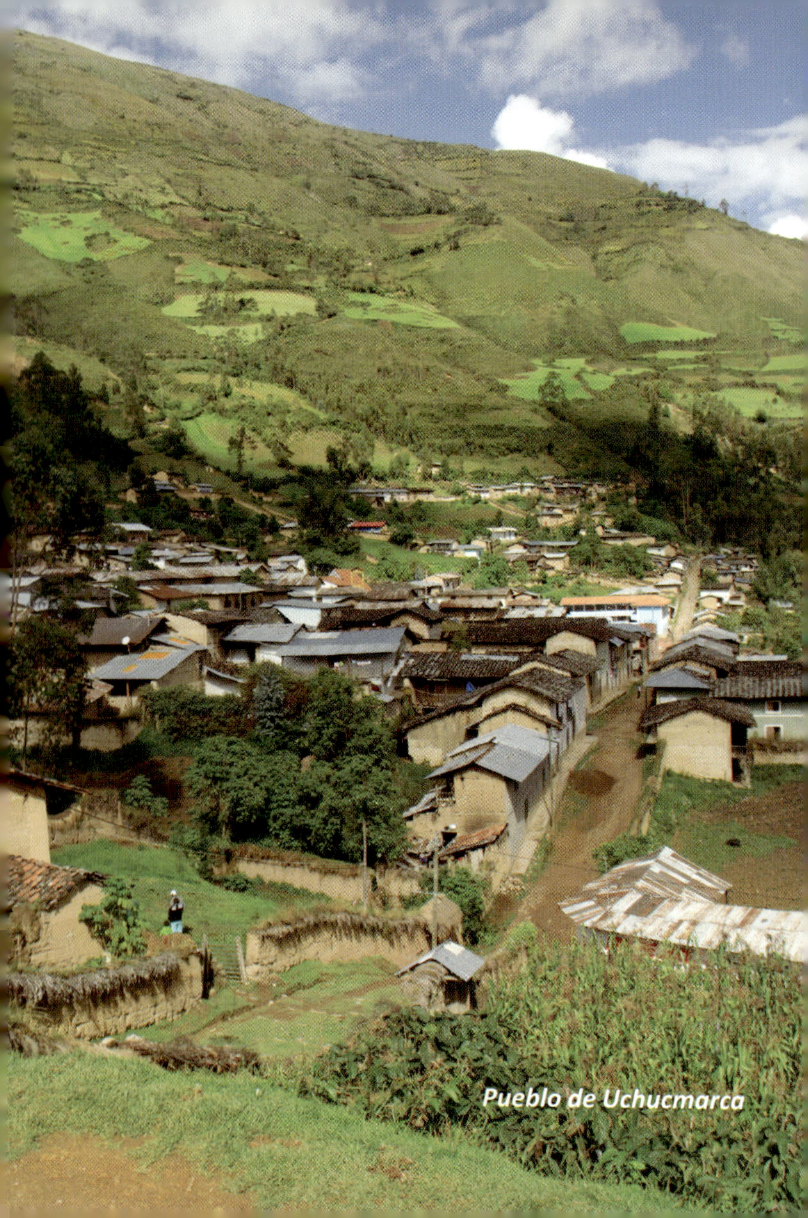

Pueblo de Uchucmarca

Autores de Uchucmarca

Enma Z. Rojas Zavaleta
Junihuo Vergaray Roelia
Ana Burgos Villanueva
Nixon Prieto Jimenez
Sara N. Navarro Vela
Luis P. Prieto Ullilen
Claudia V. Chacón Caman
Jorge Chávez Briones
Mabelin Medina Vega
Icelita J. Echeverría Samamé
Rosa H. Vega Dávila
José B. Dávila Iparraguirre
Richard J. Rengifo Vega
Ramiro Dávila Siccha
Sonia Dávila Rivera
Richard Echeverría Sánchez
Sonia P. Aguilar Untol
Heysen Prieto Echeverría
Flordeliz Garro Marín
Ronal E. Correa Sagástegui
Julián Mestanza Soriano
Orphelina Muñóz Epiquien
Maria I. Puitiza Peche
Edith E. Echeverría Zegarra
Neri Ina Chávez Mori
Isabel Domínguez Mori
Julio Ortega Lozano
Martín A. Urquizo Navarro
Amado Chávez Florindez
Julio Cesar Florindez Cruz
Wilfredo Mestanza Caisedo
Eva Díaz Rojas
Teodoberto Floríndez N.
Yolanda Rojas Santillán
Donicio Huaripata
Gladis Josefa Dávila Rojas
Idalina Llaja Florindez
Felix Portal Vega
Aristedes Mestanza Floríndez
Gaetano Días Rojas
Praxides Vergaray Farje
Candelaria Vergaray Guevara
María Sánchez Bustamante
Homero Aguilar Castro
Fabiola Rojas Navarro
Gonzalo Mestanza Bazán
Julia M. Valle Lozano
Rogelio Estela Silva
Ramiro Dávila Dominguez
Domingo M. Huilca Sánchez
Remijia Rojas Castillas
Justina Sagástegui
Ermila Huilca Sánchez
Soila Bardales Rojas
Juana Rengifo Chilcho
Veraniz Furerino
Cipriano Castañeda E.
Agustín Mestanza Sánchez
Nastacia Echeverría Alfaro
Lorenza B. Rojas Sagástegui
Esperanza Orma

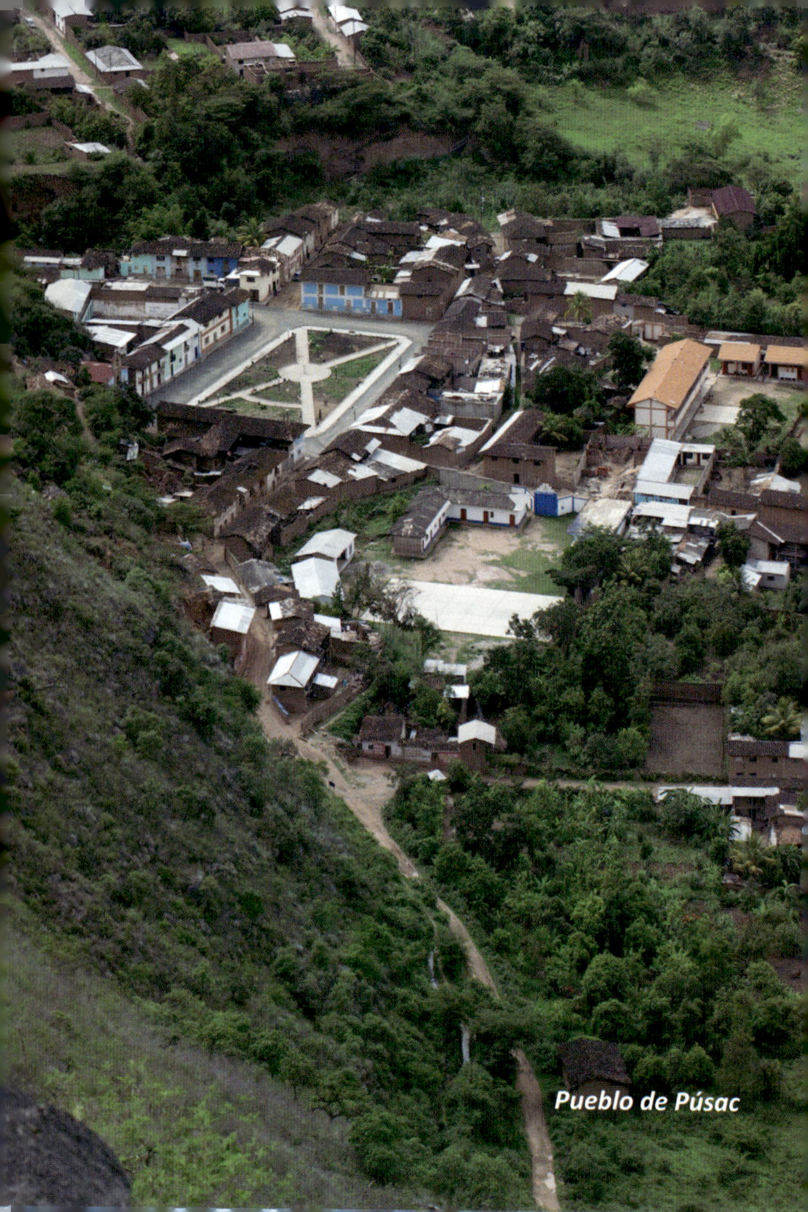

Pueblo de Púsac

Autores de Púsac

Erica Rosio Medina
Josseline J. Rojas Collantes
Edgar S. Garay Acosta
Jhakelin Calderón Valdivia
Hilda D. Rojas Huertas
Geronimo Chávez Velazquez
Cirilo K. Floríndez
Meler Aguilar Mocin
Juan C. Sanchez Miranda
Maria E. Zelada Díaz
Franciles Chiguala Dominguez
Olga Huertas Díaz
Segundo Rojas Salazar
Carmela Rosales Pereira
Ines Florindez Rojas
Yulisa Lozano
Enma N. Díaz Velázquez
Esthér Torres Machuca
Esmilsa Muñóz Bazán
Rode D. Acosta Paredes
Maria Chávez Fuentes
Graciela Charaz Bazán
Claribel Horna Zamora
Estanislao Rojas Abanto
Paulina Romero Camacho
Isaura Casquin Cabanillas
Amanda Chacón Vidal
Franciso D. Zelada Gil
Isaí Velázquez Chavarri
Constanza Aliaga
Francisco Díaz Vega
Isabel Vega Ocaña

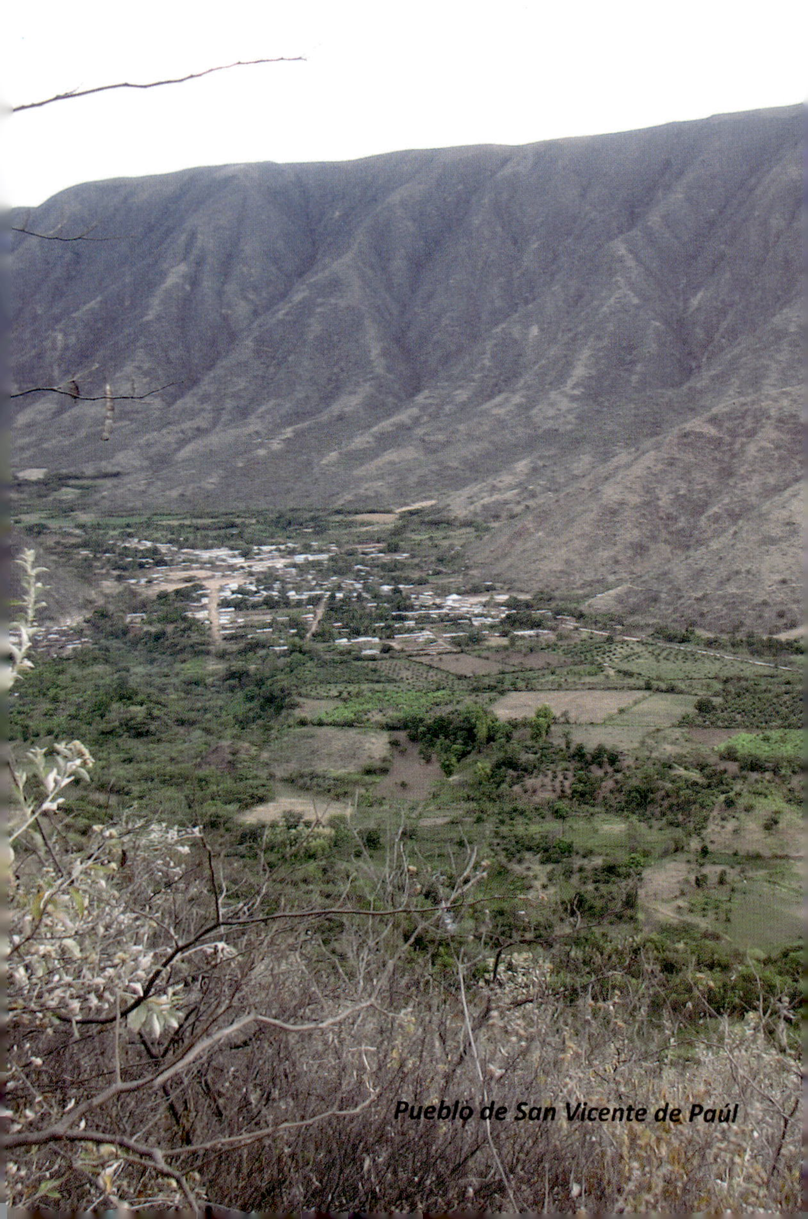

Pueblo de San Vicente de Paúl

Autores de San Vicente de Paúl

Jhondi Goicochea Rengifo
Gandy Zegarra Marín
Marghori Marín Zelada
Sintia Y. Sánchez Epiquién
Cristian J. Avanto Carrión
Raquel N. Cabrera Florindes
Lilia Neri Rojas Peche
Angi Rengifo Calderon
Saulo Velázquez Romero
Segundo A. Cotrina Salcedo
José F. Amayo Jiménez
José Kyle Chávez Jora
Soila Campos
Hermilia Rodriguez
Olisario Vergaray Dávila
Erlinda Mollán Abanto
Didí Calderón Valle
Luis Correa Chávez
Luis Enrique Baca Castro
Maria C. Cruz Amaya
Pasqual Pimpinco Domínguez
Efigenio Ortíz Zavaleta
Tarcicio Briones Machuca
Laura Paredes Escuadra
Julian Emiliano Díaz Calla
Modesta Nina Lozano
Wilder Calderón Briones
Roberto F. Huaringa Vera
Alejandro Polo Floríndez
Santos N. Carrión Zelada
Lucia Lucano Vergaray
Eusebio Carrión Díaz

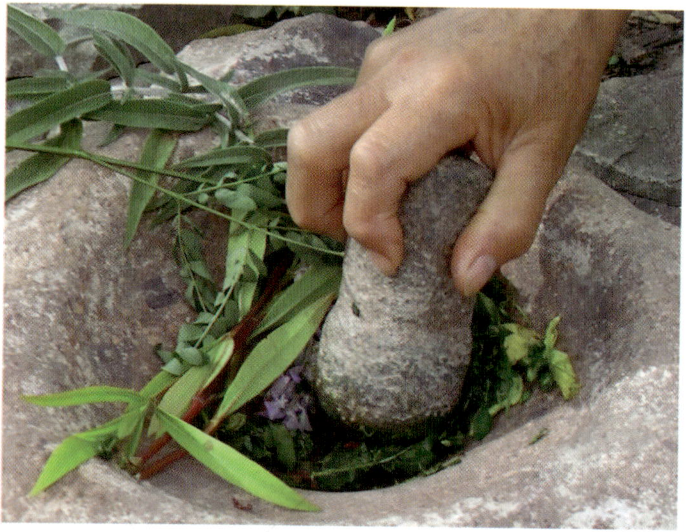

Contenido

1. Introducción 17
Etnobotánica 17
Diversidad biológica en el Perú 17
Uso de plantas medicinales en el área investigada 18
Clima, vegetación y agricultura 18

2. Metodología 21

3. Resultados 22
Conocimientos de medicina natural 22
Plantas medicinales 22
Aplicación y preparación 24
Enfermedades frecuentes 24
Selección de plantas y sus usos 26
Principales plantas medicinales usadas en Uchucmarca, Púsac y San Vicente de Paúl 27

4. Conclusiones 104
Literatura 105
Índice de Plantas Medicinales usadas en Uchucmarca, Púsac y San Vicente de Paúl 106

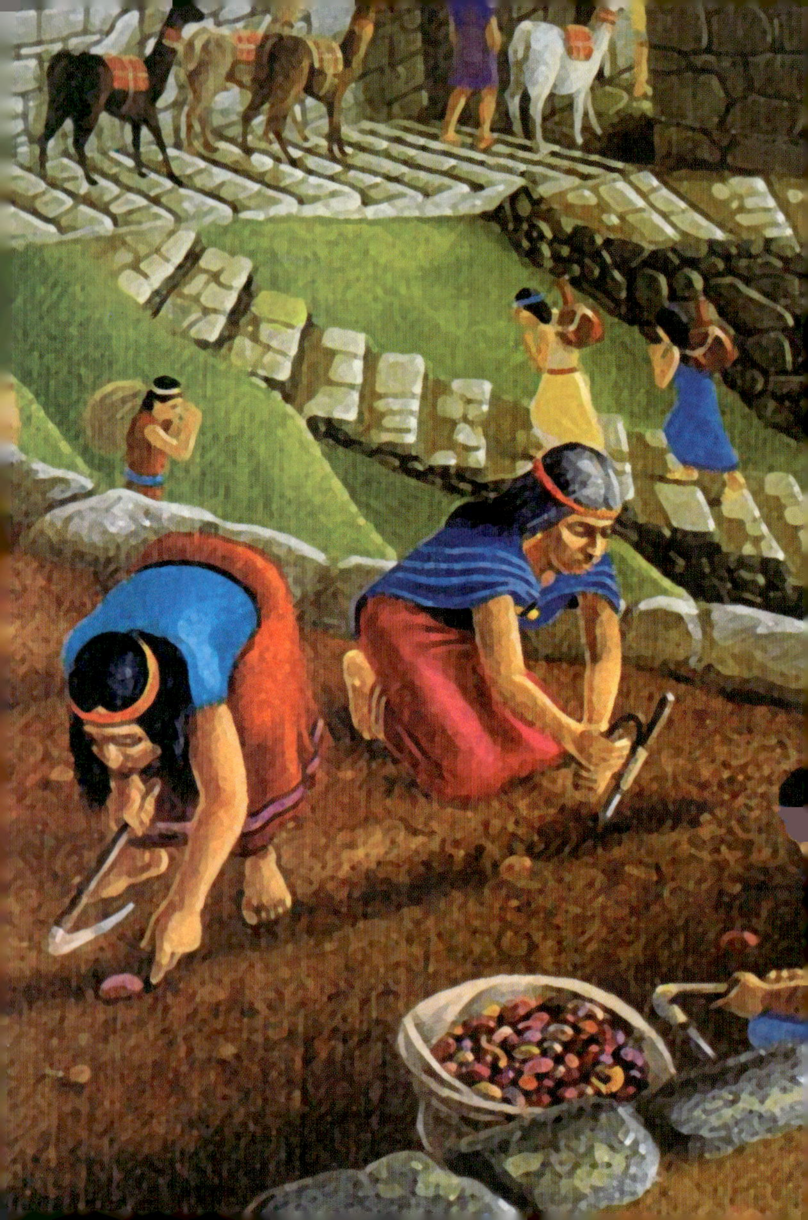

Introducción

Etnobotánica

Los seres humanos tenemos una relación de dependencia directa con las plantas. Las necesitamos para alimentación, medicina, forraje, ornamentos, construcción, colorantes y combustible por dar algunos ejemplos importantes. Los conocimientos sobre las plantas y sus usos son parte de la herencia de nuestros antepasados; un saber que se ha desarrollado durante miles de años de evolución humana. El mundo está cambiando, y gran parte de esos conocimientos están desapareciéndo en distintos lugares por causa de la globalización. La etnobotánica es la ciencia que tiene como meta documentar esos conocimientos y contribuir a su conservación para ser usados por las nuevas generaciones.

Diversidad biológica en el Perú

El Perú es un país con una diversidad biológica muy grande, existiendo númerosas especies de plantas y animales que son endémicos (únicos, que no hay en otros lugares). En el norte del Perú, la diversidad de plantas es especialmente grande, principalmente porqué los andes decrecen en altura permitiendo pasar a las personas con mayor facilidad desde la costa a la amazonía realizándose un intercambio de la flora entre ambas regiones pasando por los andes. El Perú es uno de los países más megadiversos del planeta, sin embargo debido a la escasa sensibilización y al desconocimiento del potencial de la biodiversidad, así como al uso inadecuado de ésta, importantes sectores rurales permanecen al margen de los beneficios de este patrimonio, además muchas especies nativas se encuentran amenazadas.

Uso de plantas medicinales en el área investigada

El uso de plantas medicinales en el norte del Perú tiene una antiguedad de más de dos mil años. El área de investigación está situada en el territorio del pre-inca chachapuya. Un pueblo famoso por sus poderosos brujos y curanderos. La región conecta las tierras altas andinas con las tierras bajas amazónicas. La medicina tradicional de los Chachapoya ha sido influenciada por grupos culturales de la selva amazónica y también de la costa del Océano Pacífico, y por la ocupación de los incas y de los españoles, resultando en la medicina natural de las sociedad actual.

El presente estudio ha sido realizado en la provincia Bolívar, departamento La Libertad, en el norte andino del Perú. El estudio documenta y analiza los conocimientos sobre plantas medicinales de la población en dos lugares de diferente altura: La ciudad Uchucmarca (capital del distrito Uchucmarca) en la montaña, a aproximadamente 2900 metros de altura, y los pueblos vecinos Púsac (distrito Uchucmarca) y San Vicente de Paúl (distrito Longotea) en el valle, aproximadamente a 1400 metros.

Clima, vegetación y agricultura

El clima en la región es variable, con una temporada lluviosa de octubre hasta abril, y una temporada seca el resto del año, que empieza con abundante floración en mayo y primera mitad de junio. La población local distingue tres zonas ecológicas: el temple, la quichua y la jalca. El temple, bajo de 1800 metros de altura, es caracterizado por bosque seco con mayormente árboles y arbustos y plantas adaptadas

Mapa de localización del área de trabajo

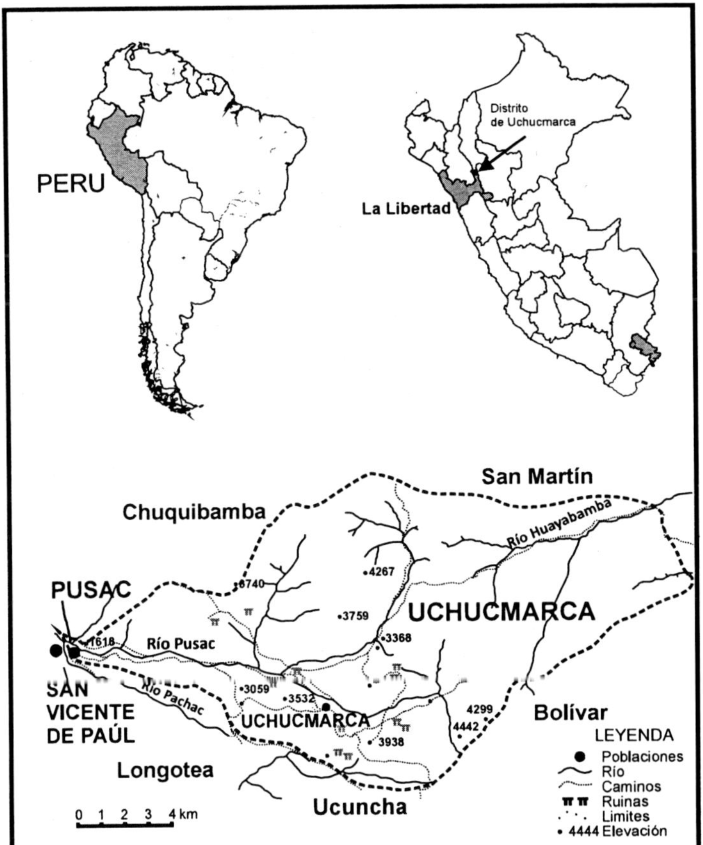

a la falta de agua (suculentas) de la familia del cactus. Púsac y San Vicente de Paúl están situados en esa zona, donde poseen áreas de uso agrícola con irrigación. Los cultivos más importantes en los valles fértiles tributarios al Río Marañón incluyen muchas frutas tropicales (mango, cítricos, paltas, guanábanas, etc.), yuca, caña y ají, entre otros. La región quichua se extiende entre aproximadamente 1800 y 3500 metros de altura, y es caracterizada por bosque nublado con frecuentes capas de nubes. La constante humedad permite crecer a algunas plantas sobre otras plantas que no necesitan introducir sus raíces en el suelo para absorver el agua de la tierra (epifitas). La quichua es la zona con mayor importancia para cultivar cereales, como el maíz, el trigo y la cebada, la quínua, las lentejas, los frijoles y las alverjas, entre otros.

El pueblo de Uchucmarca está situado en la parte superior de la quichua. La jalca es la zona más arriba del límite arbóreo y consiste en pajonales de ichu y vegeteción arbustiva, con algunos remanentes de bosque relictos. En el tiempo pre-inca, se desarrolló una agricultura extensiva en esa zona, hoy se sigue cultivando pero a menor escala; los cultivos más importantes son tubérculos como la oca, olluco, la mashua, diferentes variedades de la papa y algunas plantas medicinales, otras son colectadas del campo.

Metodología

El trabajo de campo fue realizado entre mayo y noviembre del 2010. Allí se desarrollaron las entrevistas a 120 habitantes de Uchucmarca, Púsac y San Vicente de Paúl. Se les preguntó sobre las plantas medicinales que conocían, sus usos y métodos de preparación y aplicación. Para la siguiente etapa de análisis, se preguntó sobre las plantas que habian sido reportadas anteriormente por lo menos por tres personas para la misma enfermedad. Después, los usos fueron clasificados en doce categorías de enfermedades. También se les consultó como había sido trasmitido su conocimiento sobre plantas medicinales, enfermedades frecuentes e importantes, causas de enfermedades, y su uso de los diferentes componentes del sistema medicinal local. Las plantas fueron colectadas con la ayuda de un guía local, después fueron guardadas en papel períodico y rociadas con alcohol para luego ser secadas y llevadas a Trujillo, donde fueron identificadas con la ayuda de botánicos locales.

3. Resultados

3.1. Conocimientos de medicina natural

La mayoría de la población de las comunidades estudiadas conoce por lo menos algunas plantas medicinales y como usarlas, algunos curanderos citaron números impresionantes de hasta 170 usos de plantas medicinales.

Generalmente, los entrevistados habían recibido sus conocimientos de sus padres o abuelos. Pocos poseen libros sobre plantas medicinales, y algunos han experimentado con las plantas y logrado de esta manera conocer nuevos usos. Con frecuencia los libros están en manos de los curanderos en plantas medicinales que los consultan y dan recomendaciones a otras personas, y así los contenidos se distribuyen en la población.

Muchos entrevistados creen que la población de hoy sabe menos sobre el uso de plantas medicinales de lo que sabían los antepasados. El uso de plantas medicinales está cambiándo, probablemente por la presencia del puesto de salud con médicos, enfermeras y las farmacias.

Estos dos subsistemas, -los curanderos y las plantas medicinales- a un lado y el -puesto de salud y las farmacias- al otro, forman juntos el sistema de salud local. La mayoría de las personas usan ambas formas para recuperar su salud.

3.2. Plantas medicinales

En total, 140 especies de plantas medicinales con un mínimo de tres referencias para la misma enfermedad fueron documentadas. Pertenecen a 59 familias botánicas.

La mayoría de las plantas fue citada en las tres comunidades. Esa conformidad es probablemente causada por las relaciones familiares y los mercados que conectan las comunidades, según la tradición de intercambiar productos de las diferentes zonas de altura. Pero, los números de referencias por especie varían mucho, según su presencia en el respectivo lugar: Por ejemplo, la Penca Sábila y el Achiote fueron nombradas mayormente por la población del valle donde están las plantas, en cambio el Saúco y el Huiso que crecen en altura, fueron mayormente reportadas en Uchucmarca.

Un poco más que el 30% de las plantas medicinales encontradas fueron introducidas a los Andes, significa que naturalmente tienen origen en otra parte del mundo y fueron traídas por las personas. Muchas de estas plantas son cultivadas en jardines o chacras. La mayoría de las plantas medicinales son cultivadas o colectadas del campo cerca de la comunidad respectiva. Pero, algunas plantas son colectadas en la jalca, muy lejos en la altura de los cerros, frecuentemente estas son plantas poderosas y mágicas.

Las diez plantas más conocidas por la población son: el Eucalipto, la Cola de Caballo, la Manzanilla, el Pie de Perro, el Matico, el Llantén, la Penca Sábila, el Huiso, la Verbena, y el Perejil.

3.3. Aplicación y preparación

Para preparar los remedios, con frecuencia se usan las hojas o cogollos de las plantas. Frutos, flores, semillas, raíces o tubérculos, látex y corteza son raramente usados. En la mayoría de los casos, las plantas son administradas oralmente, como infusiones, cocciones, savia de hojas o cogollos chancados, extractos en alcohol, o jarabe. En otros casos, los remedios son aplicados tópicamente, como baños, lavados, cataplasmas, enemas o para frotar la parte afectada. Otras formas de aplicación son: la limpia, una ceremonia de limpieza ritual; usar partes de plantas para zahumar; tener un ramo de flores en la casa como protección contra la envidia; o usar plantas para la preparación de un seguro. Frecuentemente, las plantas son usadas en mezclas, que a veces incluyen también otros ingredientes: miel de abeja es añadida a infusiones o cocciones, sal es añadida a baños, aceite es usado para enemas, y aguardiente para aplicaciones tópicas o preparación de extractos en alcohol (tinturas).

3.4. Enfermedades frecuentes

La mayoría de las plantas medicinales son usadas para tratar enfermedades gastrointestinales (por ejemplo cólicos y diarreas), del sistema nervioso (por ejemplo, mal aire, dolor de cabeza, insomnio), respiratorias (por ejemplo, tos, resfrío, gripe), renales (enfermedades de los riñones, vías urinarias, o próstata) y dermatológicas (enfermedades de la piel; por ejemplo, heridas, granos, picadura de insectos). Las enfermedades gastrointestinales generalmente son causadas por infecciones de bacterias, virus o parásitos, que pueden contaminar el agua, y que por eso se debería hervirla siempre antes de consumirla. Estas enfermedades son más frecuentes en el valle que en la altura y afectan a niños y adultos.

En comparación son las enfermedades nerviosas y respiratorias más frecuentes en la altura, y los problemas dermatológicos y urológicos fueron citados más frecuentemente por la población del valle. Eso es probablemente causado por diferencias en el clima de los dos lugares: Problemas nerviosos, como por ejemplo el aire / mal aire y dolor de cabeza, y respiratorios, como tos y resfrío, son más frecuentes en la altura donde el viento y frío son intensos. En comparación, en el valle con su clima más caliente, los problemas dermatológicos son los que prevalecen, posiblemente porque las altas temperaturas favorecen el desarrollo de mosquitos y parásitos que pueden infectar heridas. Además, las enfermedades renales también fueron mencionadas más frecuentemente por la población del valle; posiblemente por un consumo insuficiente de agua, en combinación con las temperaturas altas que pueden causar deshidratación, o por aplicar pesticidas sin la suficientes medidas de precaución.

Las plantas medicinales que son usadas con frecuencia para curar estas enfermedades son: la Manzanilla para enfermedades gastrointestinales, el Eucalipto y el Matico para enfermedades respiratorias, la Cola de Caballo y el Pie de Perro para enfermedades urológicas y el Llantén para enfermedades dermatológicas; para enfermedades nerviosas, el Perejil, la Valeriana, el Tento y la Ruda son usadas de modo frecuente.

3.5. Selección de plantas y sus usos

En esta publicación se presenta una selección de plantas que son usadas frecuentemente. Se trata mayormente de plantas cultivadas, o silvestres bastante comunes. Eso es importante porque las plantas no son colectadas frecuentemente y puestas en peligro de extinción local. Solamente algunas plantas que son escasas por su uso frecuente en la región son incluidas acá, por la razón de integridad, como el Pie de Perro y la Flor Blanca. Como estas plantas son raras, se recomienda usar otras plantas con propiedades similares. En caso de necesidad, solo colectarlas racionalmente, para que las generaciones siguientes también dispongan de ellas. Lo ideal sería cultivar dichas plantas para poder usarlas sin aumentar el riesgo de su extinción.

Este manual contiene una documentación de algunas plantas medicinales y sus usos, e intenta ser una ayuda para la preparación de remedios caseros, que pueden apoyar a la salud. En casos de enfermedad seria, se recomienda buscar ayuda profesional. Cuando una planta es usada para la preparación de un remedio, es importantísimo estar seguros de su identidad – existen plantas muy tóxicas que pueden ser un gran peligro para la salud. Por eso, en caso de falta de información mejor no usar la planta.

Aqui se están dado muchas recetas con diferentes plantas, pero se debe tener mucho cuidado de no mezclarlas. Lo ideal es seguir la receta o usar lo que se tenga disponible en ese momento, así fuese una sola planta.

Principales Plantas Medicinales usadas en Uchucmarca, Púsac y San Vicente de Paúl

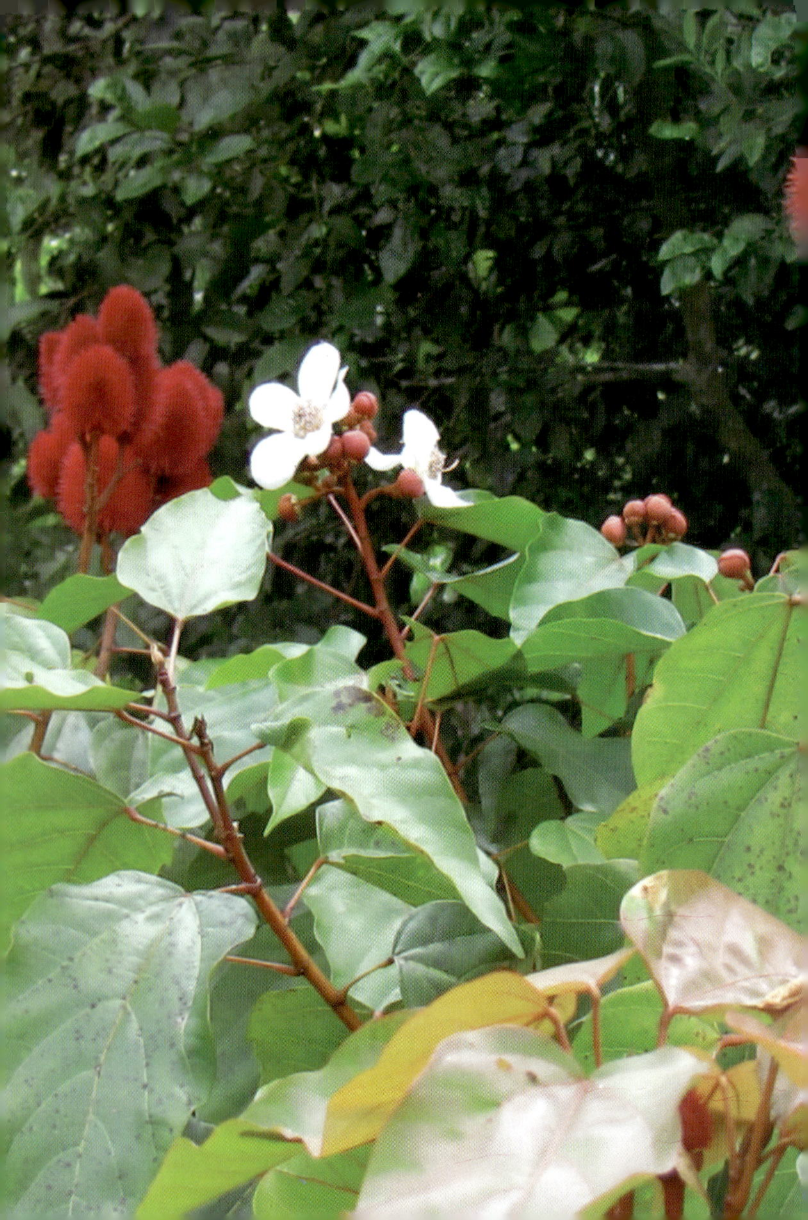

Achiote

Nombre científico: *Bixa orellana* L.

Familia: Bixáceas.

Descripción: Árbol de aprox. 6 m de altura, hojas de forma de escudo con ápice agudo, flores blancas, frutos espinosos, con semillas rojas.

Hábitat: Área cultivada.

Partes usadas: Hojas.

Administración: Oral.

Usos medicinales y preparaciones: Riñones, próstata, vías urinarias: Infusión o cocción de las hojas, como agua de tiempo. Se puede mezclar con Cola de Caballo, Pie de Perro, hojas de Guanábana, barba de Choclo, semillas tostadas de Cebada, semillas de Linaza, cáscara de la Papa, Flor Blanca, o Flor de Arena.

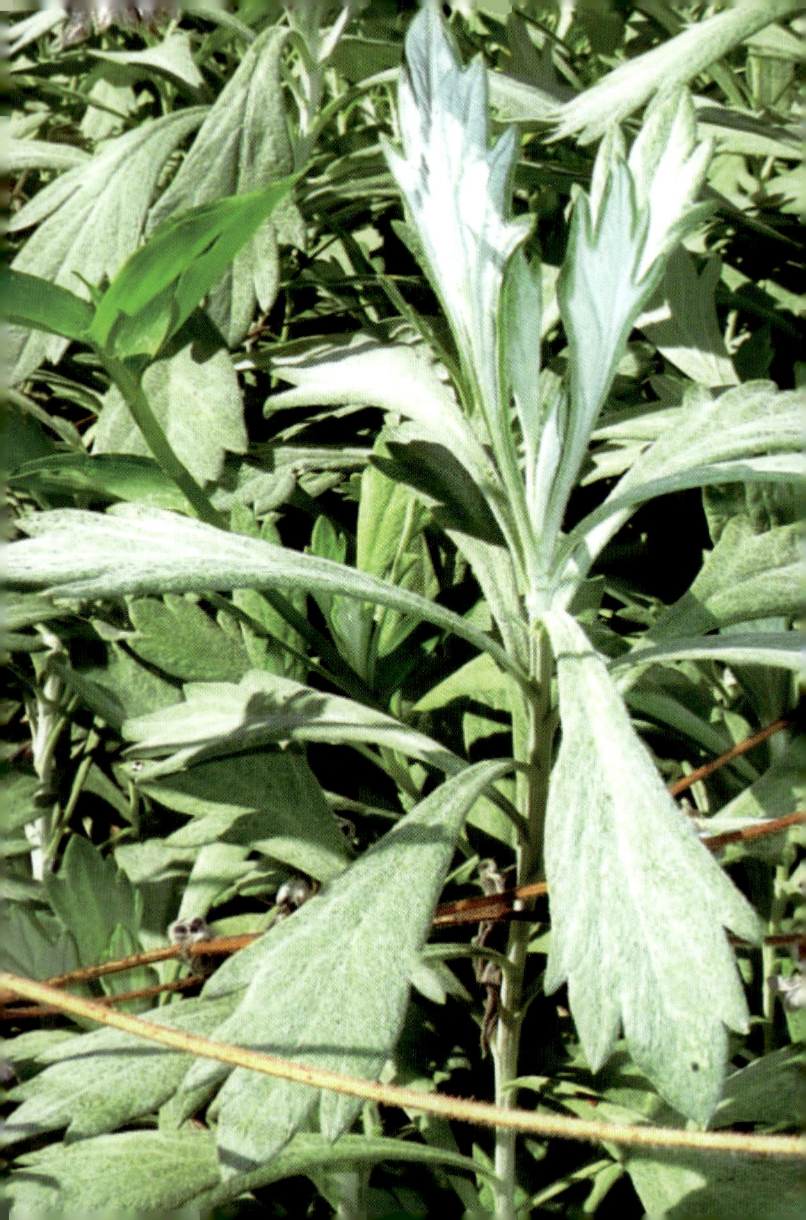

Ajenjo

Nombre científico: *Artemisia absinthium* L.

Familia: Asteráceas.

Descripción: Hierba perenne con raíz dura, tallos rectos de 40 hasta 1.20 cm, de color verde plateado. Hojas de color verde en el haz y blancas en el envés. Flores de color amarillo pálido.

Hábitat: Zona cultivada.

Partes usadas: Cogollos.

Administración: Oral.

Usos medicinales y preparaciones: Cólicos menstruales y dolor del estómago: Infusión, también mezclada con Manzanilla, Orégano, Paico, Romero y gotas de Limón.

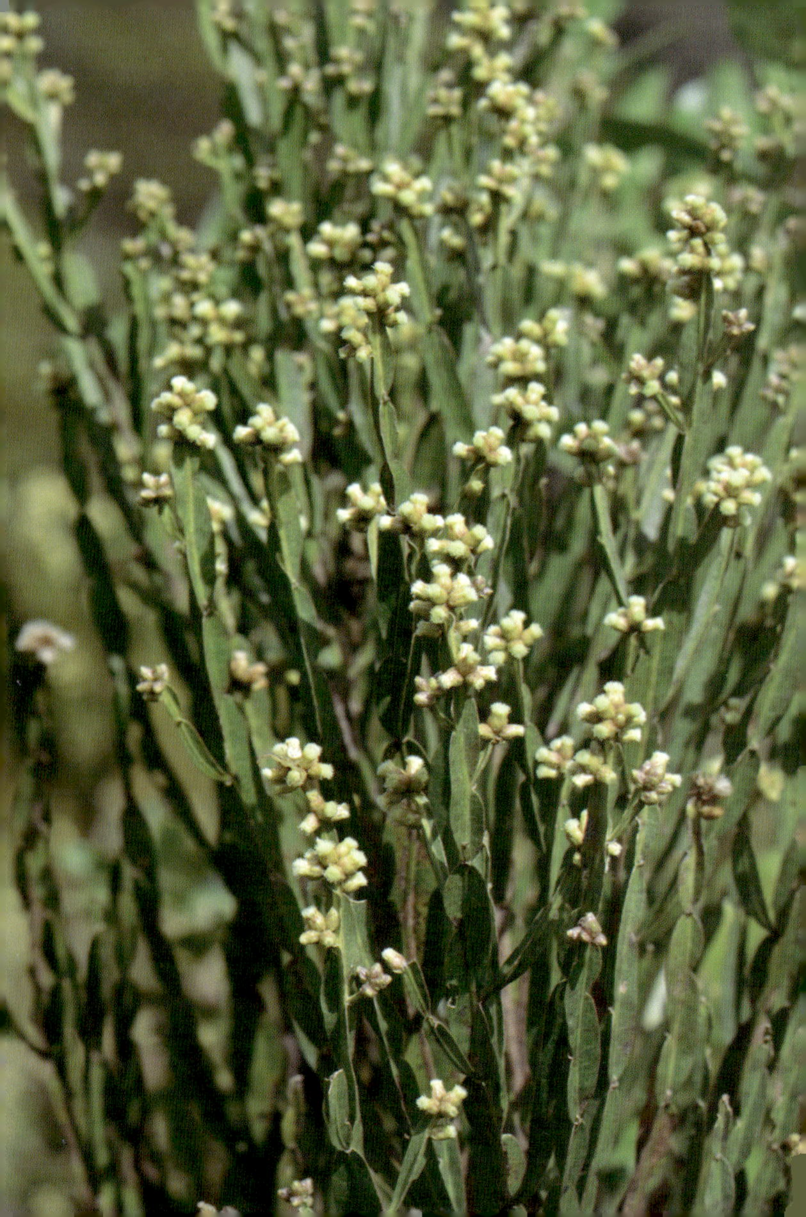

Carqueja

Nombre científico: *Baccharis genistelloides* (Lam.) Pers.

Familia: Asteráceas.

Descripción: Hierba de hasta 2 m. de alto, con tallos alados, flores blancas agrupadas en el extremo de las ramas.

Hábitat: Bosque ribereño.

Partes usadas: Cogollos, partes aéreas.

Administración: Oral, tópica.

Usos medicinales y preparaciones: Hígado: Cocción o infusión, solamente tomar por pocos días, pues en mayor cantidad resulta dañino. Se puede mezclar con Amaro, Andacushma (Pasuchaca), Cadillo, Paja Blanca, Pie de Perro, semillas de Linaza. Riñones: para purificar la sangre: Infusión. Heridas: Usar la cocción para lavados.

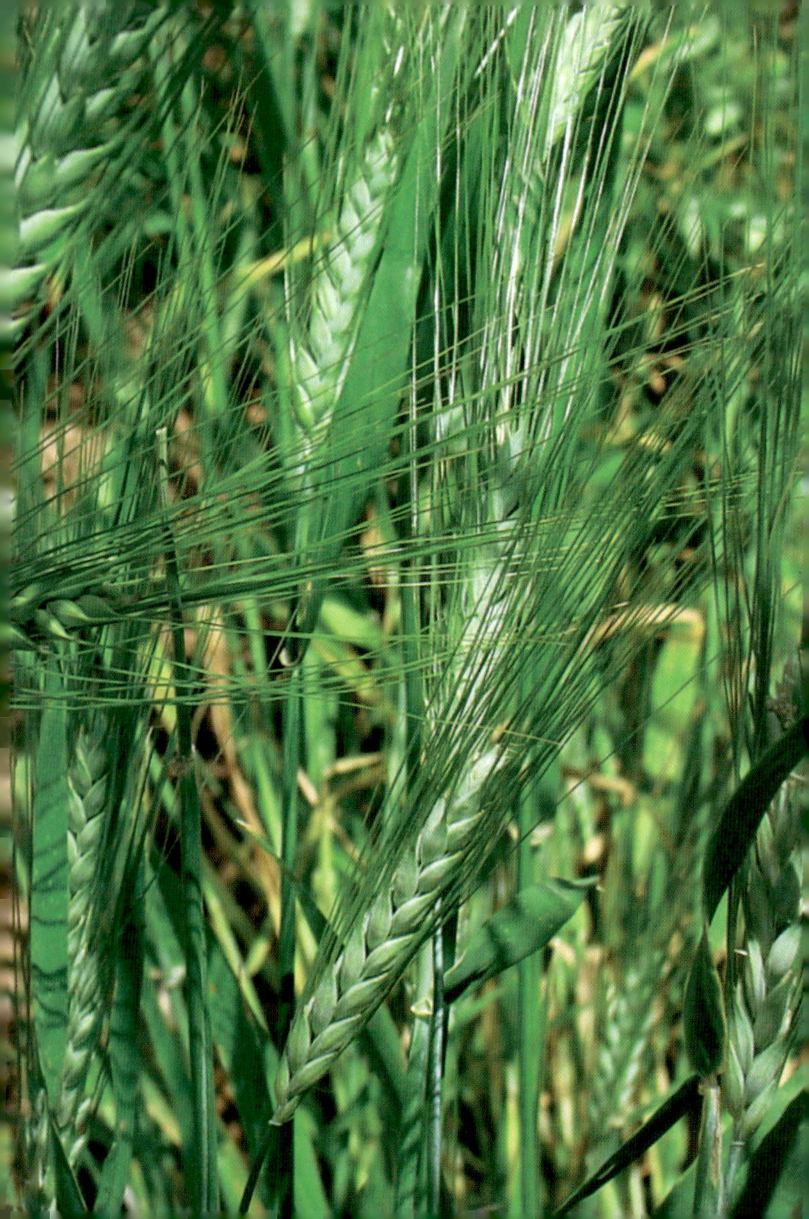

Cebada

Nombre científico: *Hordeum vulgare* L.

Familia: Poáceas.

Descripción: Hierba de 50 a 150 centímetros. Inflorescencia en espigas compactas con barbas. Las espigas formadas por espiguillas dispuestas de 3 en forma alterna.

Hábitat: Chacra.

Partes usadas: Granos tostados.

Administración: Oral.

Usos medicinales y preparaciones: Riñones, vías urinarias, próstata: Cocción o infusión de las granos tostados, en mezclas con Cola de Caballo, Pie de Perro, hojas de Achiote, hojas de Guanábana, barba de Choclo, semillas de Linaza, cáscara de la Papa, Hierba Santa, Flor de Arena, Salta Perico. Hígado, dolor de estómago: Cocción o infusión, como agua de tiempo, con Boldo, Cola de Caballo y semillas de Linaza.

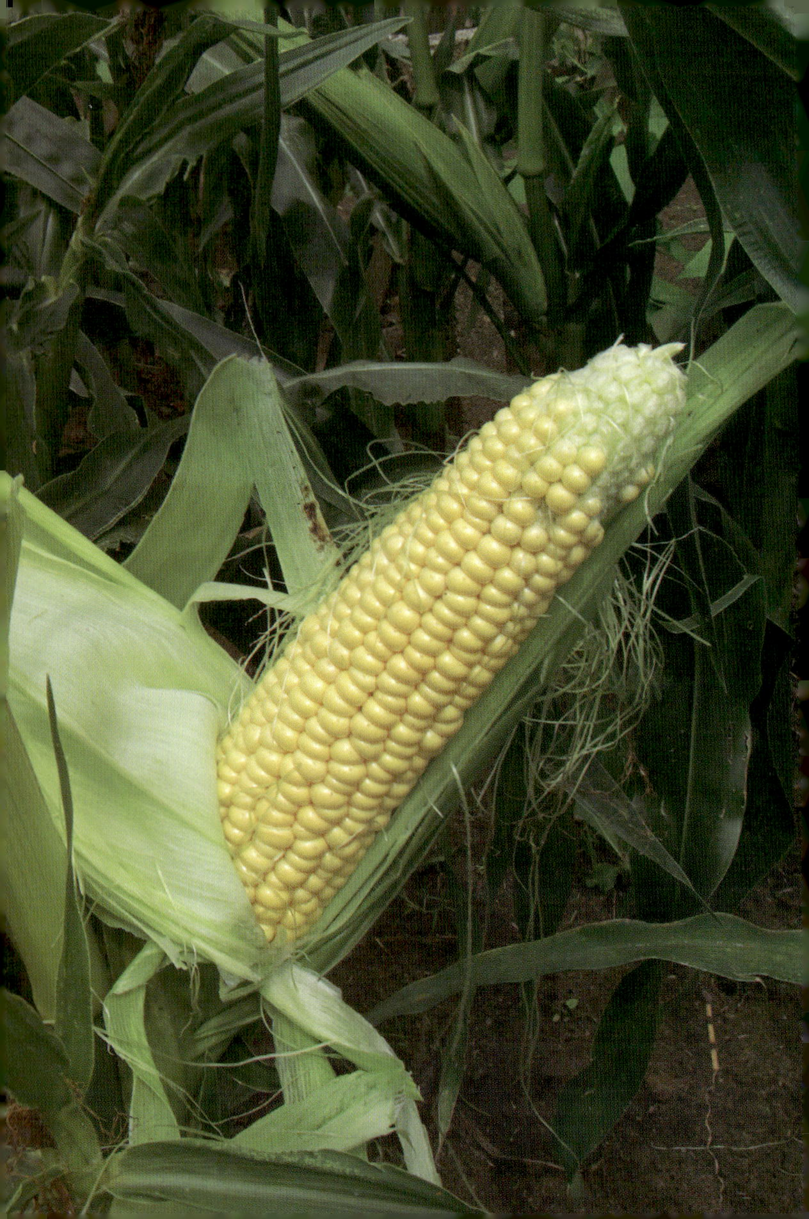

Choclo

Nombre científico: *Zea mays* L.

Familia: Poáceas.

Descripción: Planta anual con tallos de 2 a 3 m. Hojas con márgen cortante y nervadura bien pronunciada. Inflorescencia masculina en panoja terminal con 2 espiguillas en cada nudo. Inflorescencia femenina con las axilas de las hojas con largos estilos de hasta 20 cm (barbas)

Hábitat: Chacra.

Partes usadas: Estigmas ("barba")

Administración: Oral.

Usos medicinales y preparaciones: Riñones, vías urinarias: Cocción o infusión, en mezclas con Cola de Caballo, Pie de Perro, hojas de Achiote, hojas de Guanábana, granos tostados de Cebada, semillas de Linaza, y cáscaras de Papa.

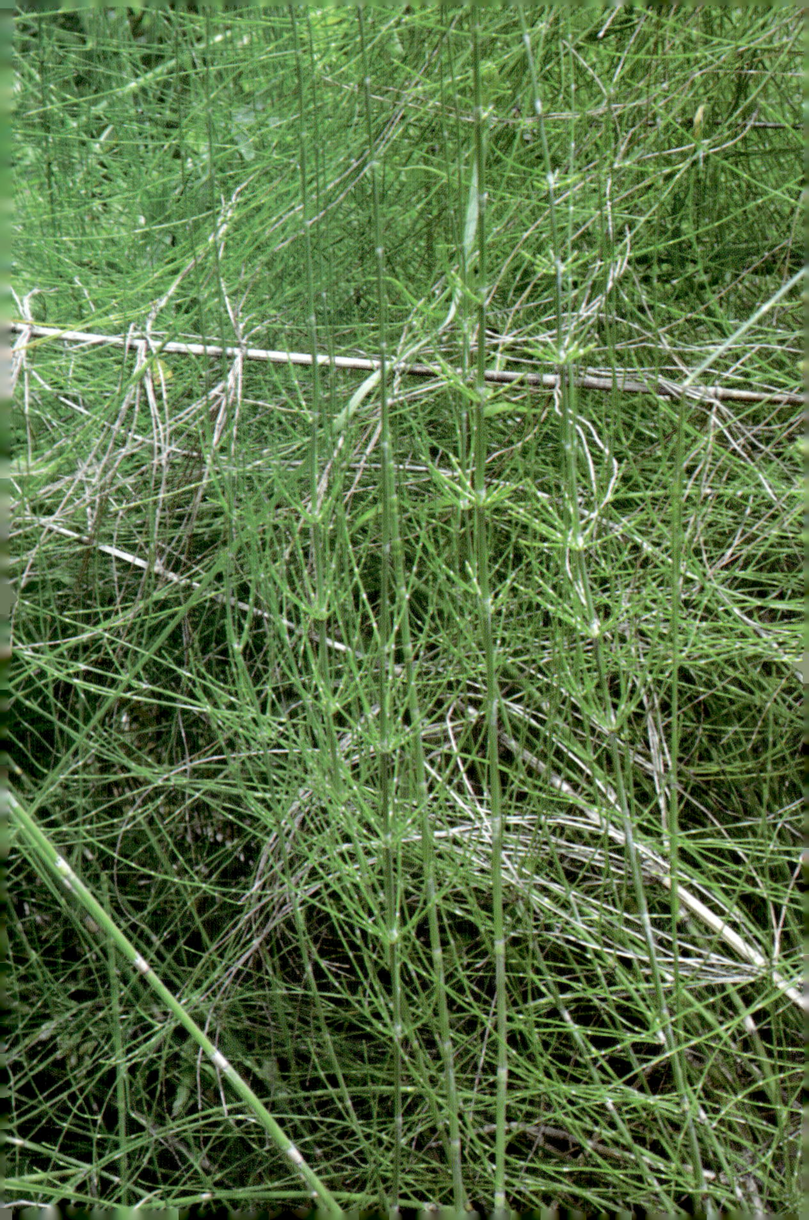

Cola de Caballo

Nombres científicos: *Equisetum* cf. *bogotense* Kunth (la pequeña), *Equisetum giganteum* L. (la grande).

Familia: Equisetáceas.

Descripción: Hierba perenne con tallos cilíndricos, articulñados, ásperos debido a que está impregnada de Sílice, hojas muy pequeñas.

Hábitat: Bosque rivereño.

Partes usadas: Hojas o cogollos.

Administración: Oral, tópica.

Usos medicinales y preparaciones: Riñones: Infusión o cocción, como agua de tiempo, también mezclada con Pie de Perro, hojas de Achiote, hojas de Guanábana, barba de Choclo, granos tostados de Cebada, semillas de Linaza, cáscara de Papa, Hierba Santa, Guiso, Canchalagua, Chanca Piedra, Uña de Gato, Penca Sábila, Pájaro Bobo, Pay Pay. Infección o inflamación interna. Hígado: Cocción o infusión, como agua de tiempo, con Pie de Perro, Boldo, Hierba Santa, Huiso, semillas de Linaza, granos tostados de Cebada. Infección del estómago: Infusión o cocción. Infecciones vaginales o de los ovarios: Infusión o cocción y lavados vaginales, con Pie de Perro.

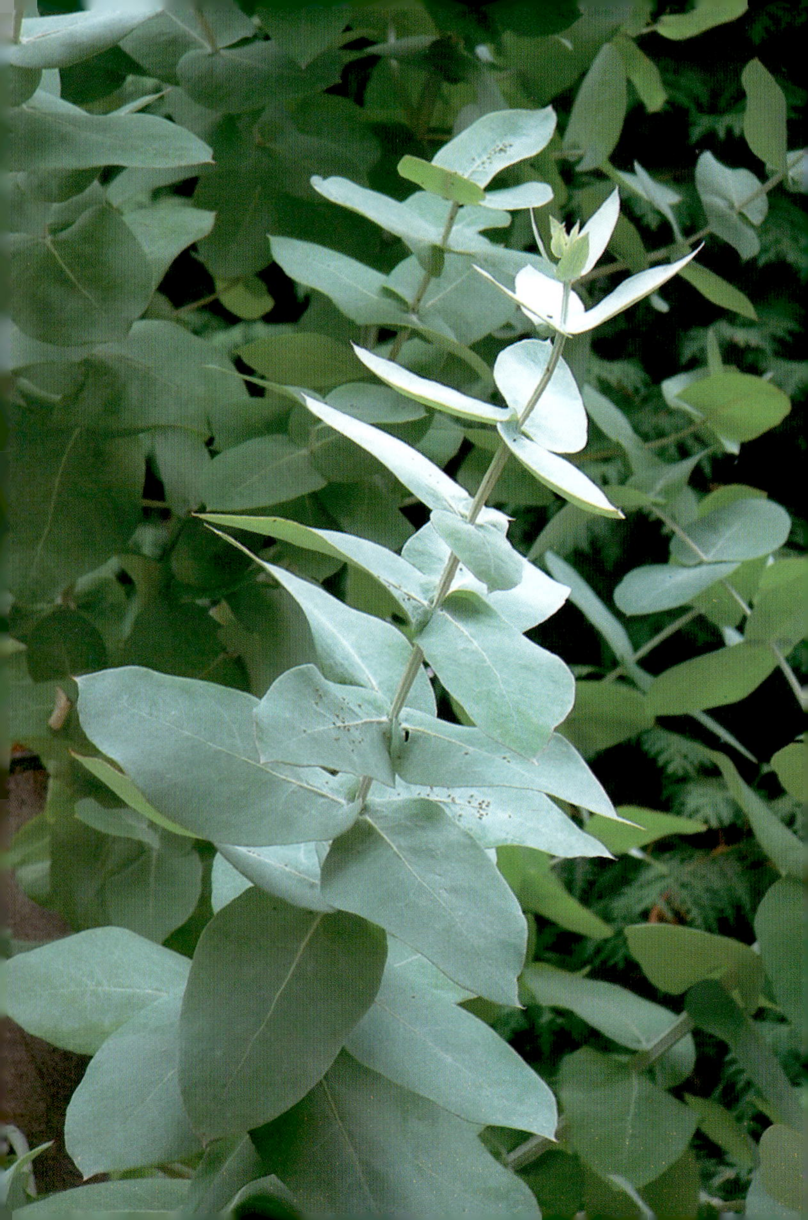

Eucalipto

Nombre científico: *Eucalyptus globulus* Labill.

Familia: Mirtáceas.

Descripción: Árbol de unos 8 m. a más, con corteza azúl grisácea. Hojas de dos tipos: cuando jóvenes son blanquecinas de olor profundo a alcanfor; cuando adultos son de forma de lanza y con peciolo. 3 a 4 flores en las axilas de las hojas.

Hábitat: Bosque nublado o zona cultivada.

Partes usadas: Hojas.

Administración: Oral, tópica, limpia, para ahumar.

Usos medicinales y preparaciones: Tos, resfrío, gripe: Infusión o cocción, inhalación, baño, también se mezclan con hojas chancadas de la Hierba Santa, Hierba Mora, Chilca, Callemanzan; baño de vapor con Pájaro Bobo, Molle, Romero, Ajenco, Caléndula, Crisantemo; o poner una cataplasma de hojas calientes en el pecho. Aire: Infusión, baño, limpia, con Tento, Ruda, Chinchin, Callemanzana, Paico de Muerto, o para ahumar, con Romero de Castilla y Ruda. Fiebre: Cocción para bañarse, frotar con hojas calientes. Dolor de huesos, reumatismo: Cocción para bañarse o frotar con hojas calientes.

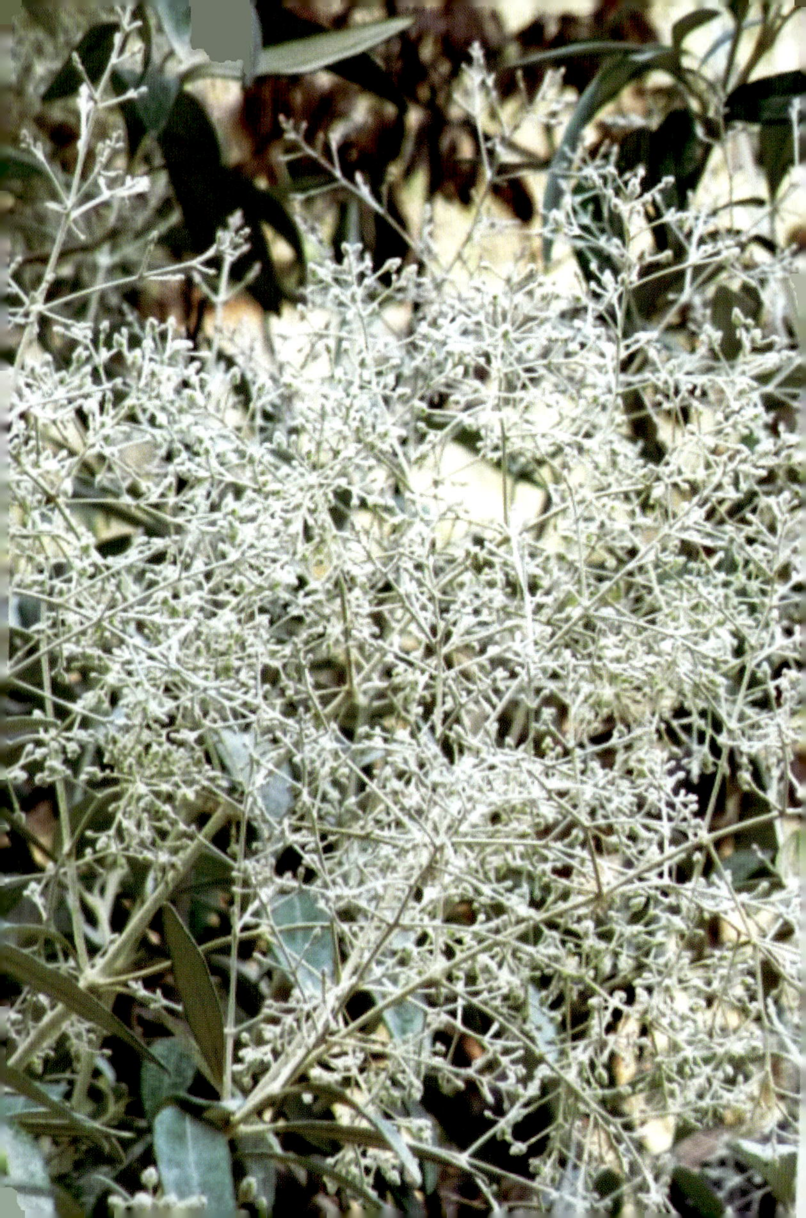

Flor Blanca

Nombre científico: *Buddleja longifolia* Kunth.

Familia: Loganiáceas.

Descripción: Arbusto de 2 metros con olor suave, con flores blancas con anteras amarillas.

Hábitat: Bosque seco, o al lado de la carretera.

Partes usadas: Inflorescencias.

Administración: Oral, tópica.

Usos medicinales y preparaciones: Flujo vaginal, inflamación del útero o de los ovarios: Cocción o infusión, como agua de tiempo, también con Cola de Caballo, Chanca Piedra, Pie de Perro, Linaza, raíz de Zarza, cáscara de la Papa, granos tostados de Cebada, Pay Pay, Rataña, Flor de Arena, Huiso, Andacushma (Pasuchaca), Salta Perico; y lavados vaginales, también con Flor de Arena, Pay Pay, Caléndula, Pie de Perro, Retaña y 5 gotas de Sangre de Grado. Nota: Planta rara.

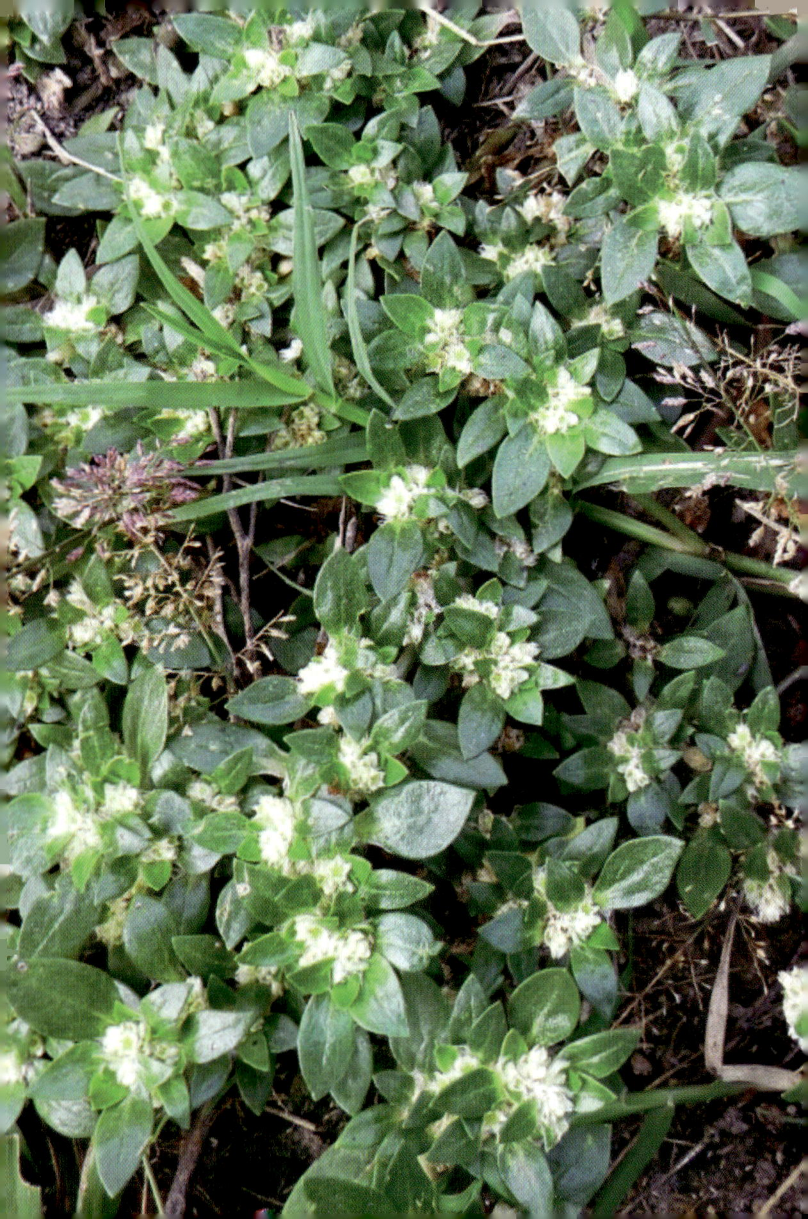

Flor de Arena

Nombre científico: *Alternanthera* sp.

Familia: Amarantáceas.

Descripción: Hierba prostrada de 20 a 60 centímetros, con hojas enteras, de color verde oscuro, de 5 a 8 milímetros, y flor blancas de 3 milímetros.

Hábitat: Borde de la carretera, zona poblada.

Partes usadas: Partes aéreas.

Administración: Oral, tópica.

Usos medicinales y preparaciones: Riñones, próstata, vías urinarias: Infusión, solo o con Abreojo, Cebada, Cadillo, Flor Blanca, Uña de Gato, Pay Pay, Pie de Perro; cocción, con Flor Blanca, Chanca Piedra, Linaza; como agua de tiempo. Inflamación de los ovarios, infección vaginal, después de dar la luz: Infusión y lavados vaginales, solo o con Flor Blanca, Pay Pay, Cebada, Abreojo.

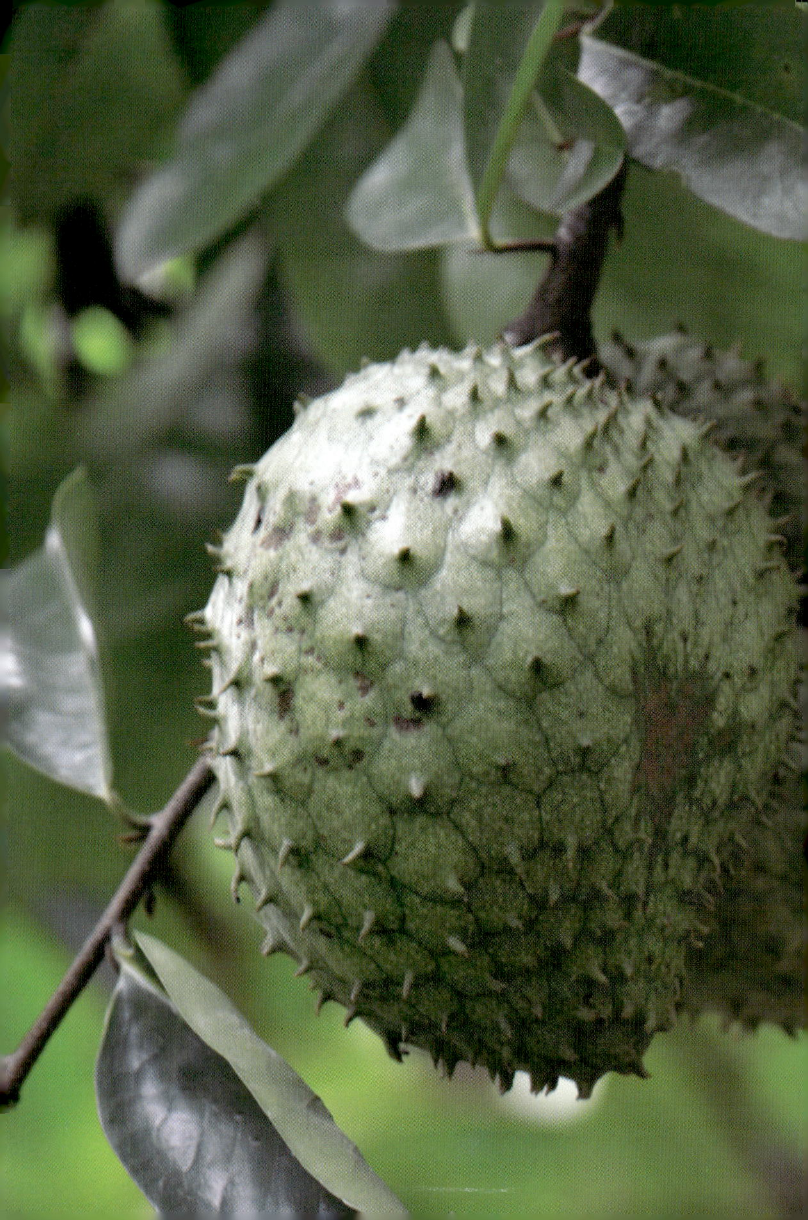

Guanábana, Cashacushma

Nombre científico: *Annona muricata* L.

Familia: Anonáceas.

Descripción: Árbol de 5 metros, flores 5 por 3 centímetros, con 3 sépalos de color verde claro por fuera y amarillo por dentro y pétalos amarillos; fruto carnoso mas o menos triangular de 15 a 30 cm de largo por 10 a 15 cm de diámetro. Cubierta verde espinosa.

Hábitat: Zona cultivada.

Partes usadas: Hojas.

Administración: Oral.

Usos medicinales y preparaciones: Riñones, vías urinarias, próstata: Infusión, como agua de tiempo, solo o en mezclas con Cola de Caballo, Pie de Perro, hojas de Achiote, barba de Choclo, granos tostados de Cebada, semillas de Linaza, cáscara de Papa, Flor Blanca, Salta Perico, Choclo, Matico, Pájaro Bobo. Infección, inflamación: Infusión, como agua de tiempo. Panacea (para todas las enfermedades): Infusión, como agua de tiempo. Cáncer, prevención del cáncer: Infusión, como agua de tiempo.

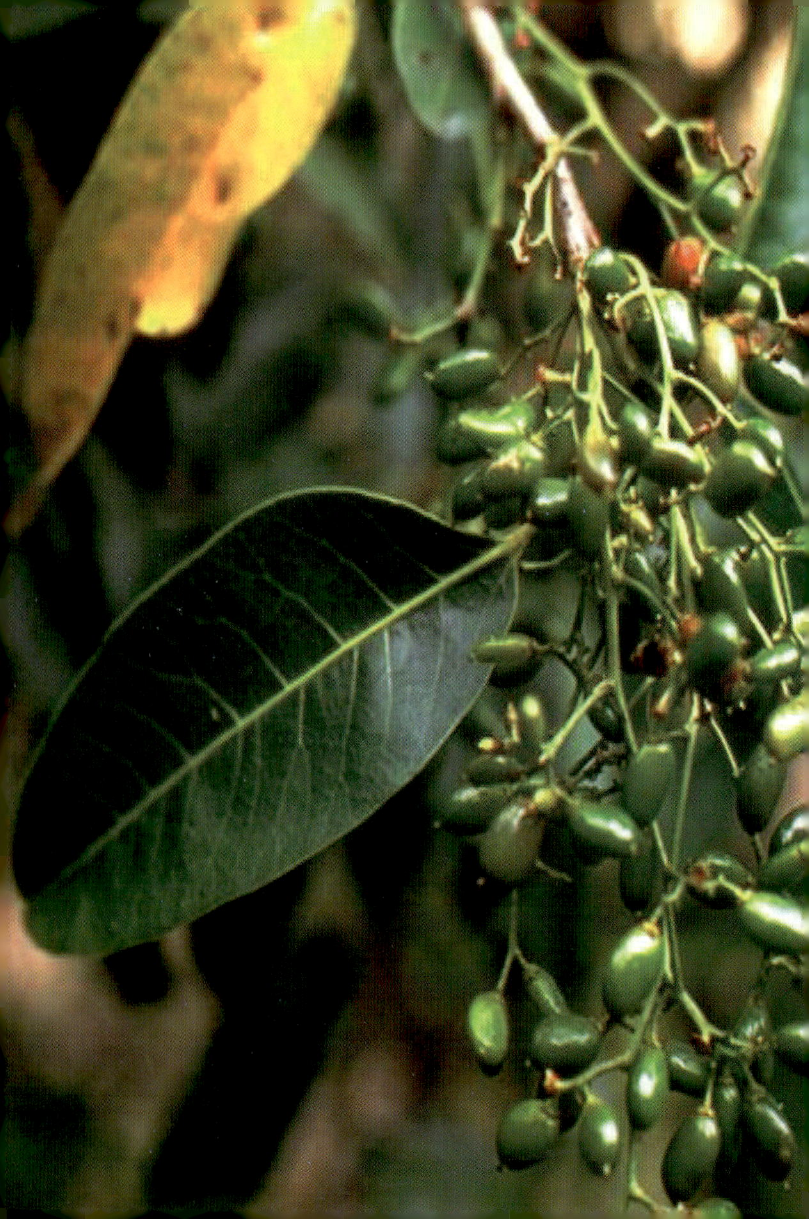

Guiso, Huiso, Shimer, Tres Hojas

Nombre científico: *Mauria heterophylla* Kunth.

Familia: Anacardiáceas.

Descripción: Árbol fragante, de unos 7 m de alto, inflorescencia terminal con brácteas, flores pequeñas blanco cremosas, frutos rojo verduzcos y rojo marrón cuando están maduros.

Hábitat: Bosque nublado.

Partes usadas: Hojas.

Administración: Tópica, oral.

Usos medicinales: Heridas, infección de la piel: Cocción para lavados tambien con Guarauya, Lanche, Pie de Perro, Titusha, y cataplasma de hojas chancadas, o poner el polvo de hojas secas en la parte afectada. Infección vaginal: Cocción, para lavados vaginales, también con Andacushma, Lanche, Coca, Cucharilla Chica, Cucharilla Grande, Mano de Oso, Paja Blanca, y cocción para tomar, con Flor Blanca, Pay Pay, Retaña, Andacushma, Salta Perico. Infección o herida interna: Infusión. Inflamación del estómago, diarrea, cólicos: infusión o cocción, también con Cola de Caballo, Hierba Santa, Pie de Perro, granos de Cebada y semillas de Linaza.

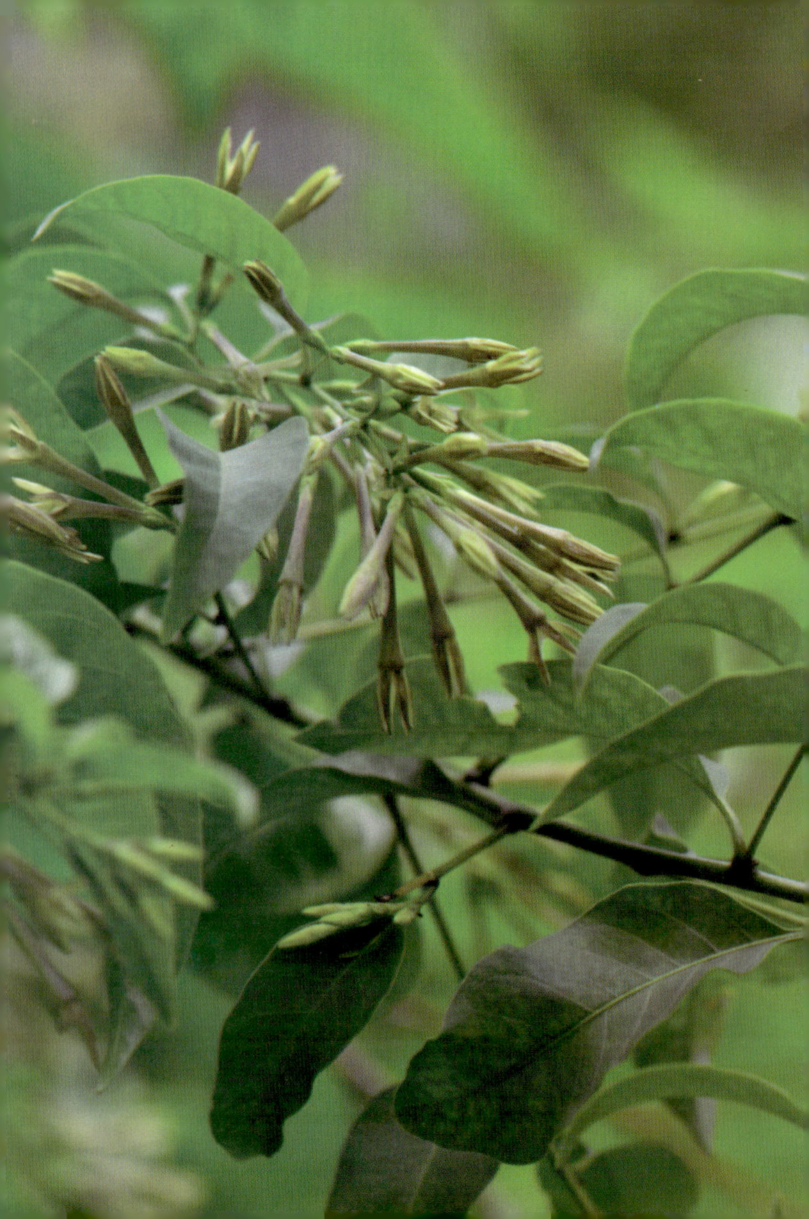

Hierba Santa, Hierba Santa Blanca

Nombre científico: *Cestrum* sp.

Familia: Solanáceas.

Descripción: Arbusto de 3 metros frondoso y oloroso, con hojas enteras de 4 centímetros y flores tubulares amarillo-verdosas de 2 centímetros y pedúnculos de 1 centímetro. frutos negros o amoratados.

Hábitat: Bosque seco, al lado de la carretera.

Partes usadas: Cogollos, hojas.

Administración: Tópica, oral.

Usos medicinales: Fiebre: Baño de hojas chancadas hasta que salga espuma, con agua caliente, Eucalipto, Hierba Mora, Callemanzana, añadir aguardiente, sal y gotas de Limón, y tomar el jugo. Infección del estómago, gases, disentería: Savia de hojas chancadas. Bronquios, resfrío: Lavados con cocción, mezclar con Eucalipto, Lancetilla, Marcos, Verbena, Hierba Mora, Menta, Mala Hierba, Carrizo, aguardiente, sal y Limón. Dolor de cabeza, calmante: Lavar la cabeza con el jugo de las hojas chancadas, con gotas de Lima y agua caliente. Hígado: Infusión con gotas de Limón o cocción con Huiso, Pie de Perro, Cola de Caballo, granos de Cebada, semillas de Linaza.

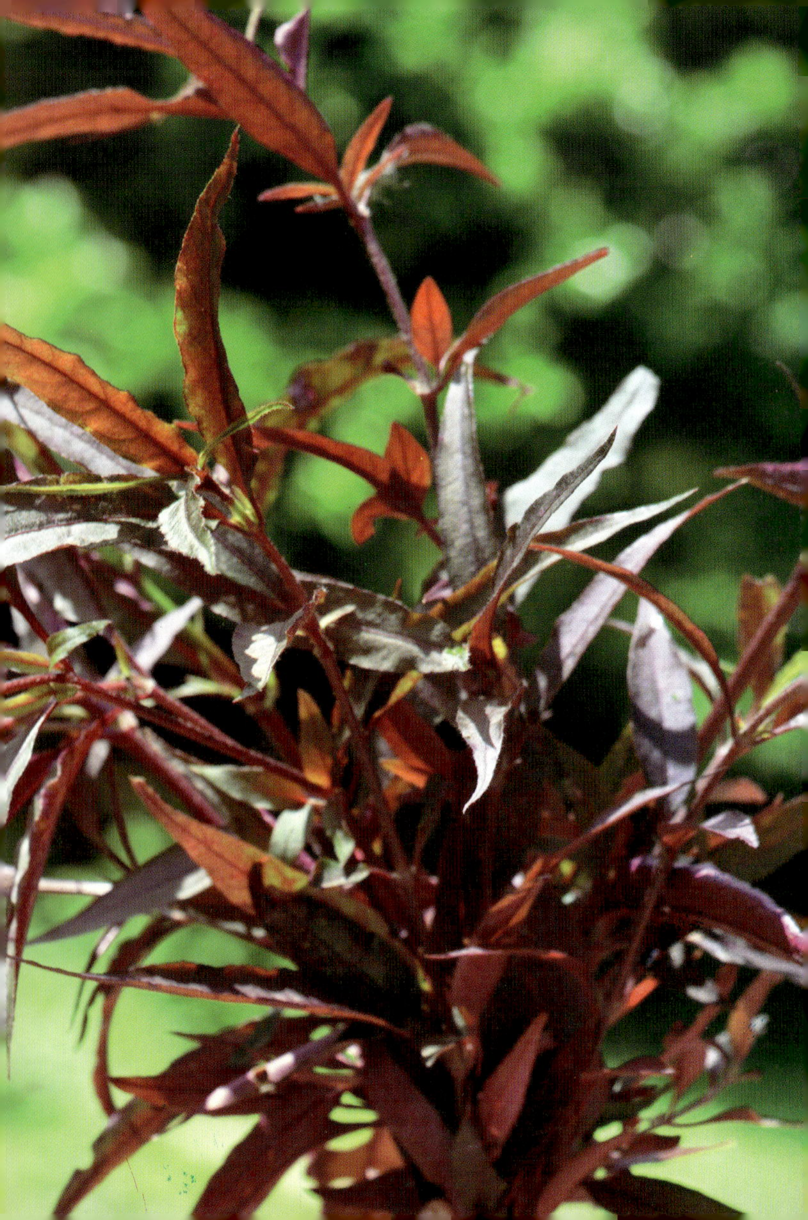

Lancetilla

Nombre científico: *Alternanthera lanceolata* (Benth.) Schinz.

Familia: Amarantáceas.

Descripción: Hierba de 70 centímetros con nudos llamativos, hojas de forma lanceolada. Planta de color rojo oscuro con flores blancas.

Hábitat: Jardín.

Partes usadas: Cogollos.

Administración: Oral.

Usos medicinales y preparaciones: Corazón: Infusión de cogollos chancados, con Perejil, Toronjil, flores de Rosa y flores de Clavel, Pimpinela, Menta, Achicoria. Cólera, dolor de cabeza, preocupación, pena, nervios: Infusión de cogollos chancados, también con Toronjil, Perejil, Rosa, Claveles, Menta, Pimpinela, y usar para lavar la cabeza. Insolación: bañar con infusión de Lancetilla, jugo de Caña y el jugo de 3 Limones.

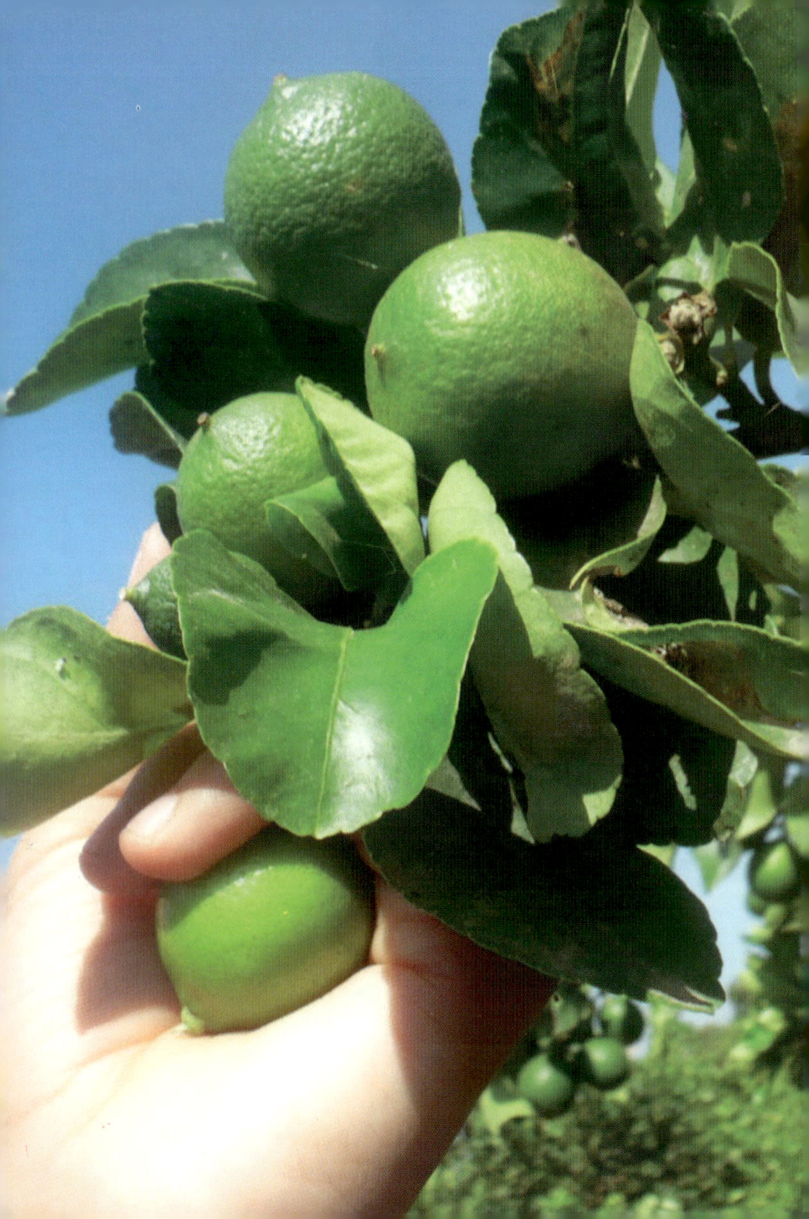

Limón

Nombre científico: *Citrus limon* (L.) Burn f.

Familia: Rutáceas.

Descripción: Árbol de 6 metros de altura, con flores de 1.2 centímetros, blancas, aromáticas. Frutos ovalados de cáscara verde y pulpa compacta y de sabor acido.

Hábitat: Zona cultivada.

Partes usadas: Frutas.

Administración: Oral.

Usos medicinales y preparaciones: Resfrío, bronquios, tos, gripe: Infusión de Matico Eucalipto, Cebolla, y jugo de Limón o Naranja frescos en agua hervida, con aguardiente y azúcar. Diarrea, disentería, naúsea: Jugo fresco en agua caliente, o comer la fruta. Anemia, colesterol alto: comer la fruta, en las mañanas, también Lima, Naranja. Hígado: Jugo fresco en agua caliente, o comer la fruta, en las mañanas. Mal aliento: Comer un Limon verde. Insolación: bañar con infusión de Lancetilla, jugo de Caña y el jugo de 3 Limones. Dolor de dientes: Poner el polvo de semillas chancadas.

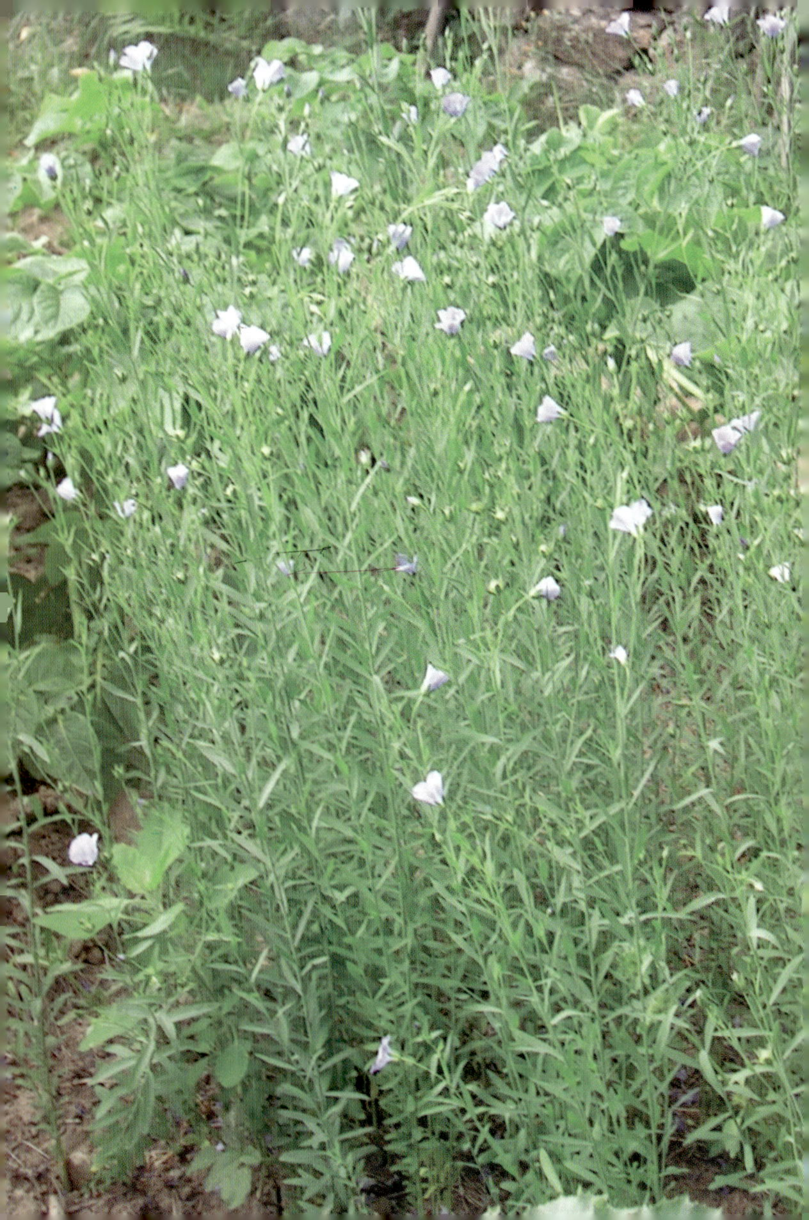

Linaza

Nombre científico: *Linum usitatissimum* L.

Familia: Lináceas.

Descripción: Hierba de un metro, con flores de color violeta claro. Hojas alternas alargadas y estrechas. El fruto es una cápsula con 10 semillas pardo brillantes, ricas en mucilago y aceite.

Hábitat: Chacra.

Partes usadas: Semillas.

Administración: Oral.

Usos medicinales y preparaciones: Riñones, vías urinarias: Cocción de las semillas, como agua de tiempo, solo o con Cola de Caballo, Pie de Perro, hojas de Achiote, hojas de Guanábana, barba de Choclo, granos tostados de Cebada, cáscara de Papa, Flor Blanca, Salta Perico, Pay Pay, Pájaro Bobo, Guiso, Hierba Santa. Indigestión: Dejar las semillas en agua por la noche y comer el gel, o cocción. dolor del estómago: Cocción de las semillas, solo o con Cola de Caballo, Chanca Piedra, Pie de Perro, Linaza, raíz de Zarza, cáscara de Papa, Flor Blanca, granos tostadas de Cebada. Hígado: Cocción o infusión, con Anís, Achiote, Hieri, Boldo, Carqueja, Cola de Caballo, granos tostados de Cebada.

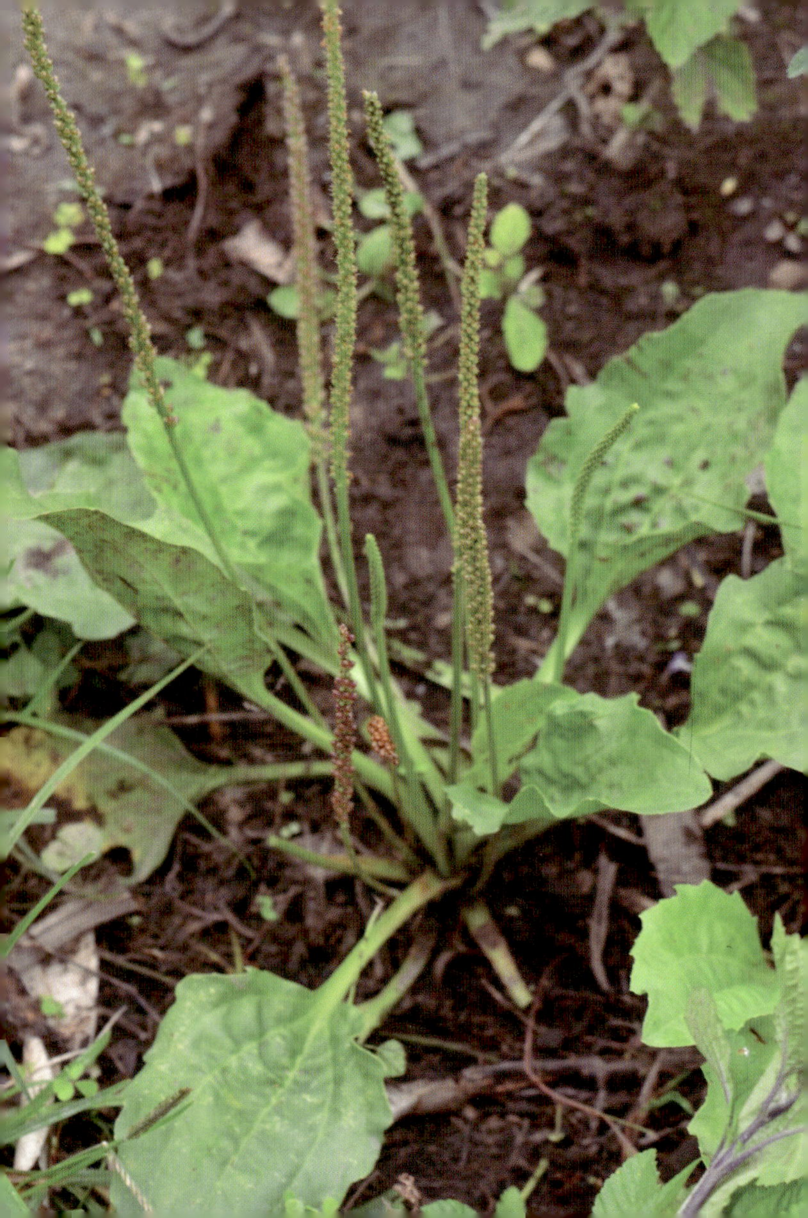

Llantén

Nombre científico: *Plantago mayor* L.

Familia: Plantagináceas.

Descripción: Hierba de 25 centímetros de altura, con indumento de pelos. Hojas 20 por 2 centímetros, inflorescencias en racimos de 8 a 12 centímetros.

Hábitat: Al lado de la carretera.

Partes usadas: Hojas.

Administración: Tópica, oral.

Usos medicinales y preparaciones: Heridas infectadas, hematomas: Cocción para lavados, con corteza de Aliso y jugo de Naranja ácida, o infusión para lavados, con Cola de Caballo, Pie de Perro, Manzanilla, Cadillo; o cataplasma de hojas hervidas. Inflamación de los riñones: Infusión o cocción, como agua de tiempo, con Cola de Caballo, Pájaro Bobo, Pie de Perro, Guanábana. Dolor del estómago, infección del estómago: Infusión o cocción, como agua de tiempo. Infección, inflamación: Infusión o cocción, con Pie de Perro, Cola de Caballo, Achicoria, Llantén, Tamarindo, Guanábana.

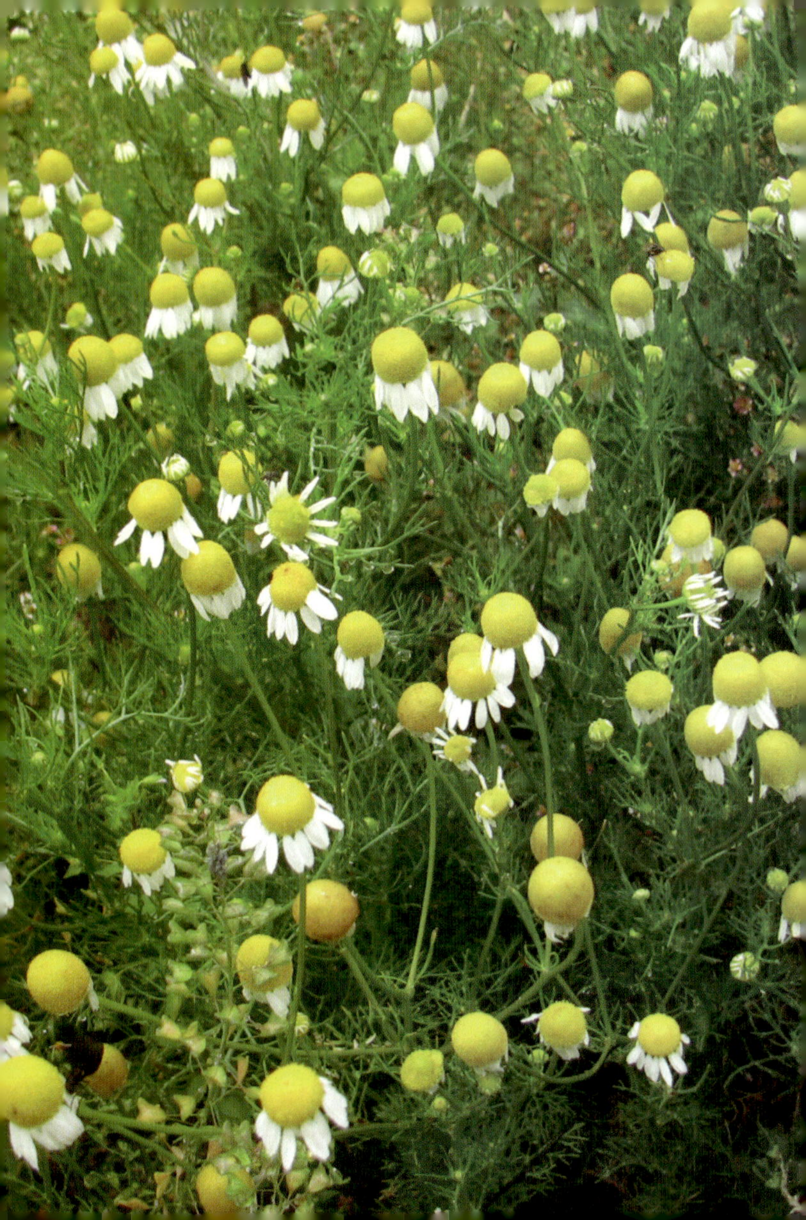

Manzanilla

Nombre científico: *Matricaria recutita* L.

Familia: Asteráceas.

Descripción: Hierba aromática de 30 centímetros, hojas lineales, inflorescencias en cabezuelas solitarias agrupadas en un extremo de las ramas- Las flores centrales amarillas, las marginales son ligulares y blancas.

Hábitat: Jardín.

Partes usadas: Cogollos, partes aéreas.

Administración: Oral, tópica.

Usos medicinales y preparaciones: Dolor del estómago, cólicos: Infusión, con gotas de Limón, también con Orégano, Ajenco, Paico. Indisposición: Infusión, con Anís. Nausea, vómitos: Infusión, con Menta. Calmante, nervios, dolor de cabeza, cólera: Infusión. Resfrío, gripe, tos: Infusión. Laxativo, para limpiar el estómago: Infusión, con Ajenco, y aceite de olivo, y enema, con Verbena y corteza de Sauce. Vista: infusión para bañar los ojos. Heridas: Infusión para lavados. Cólicos menstruales: Infusión, con Orégano, Ajenco y Limón y Menta.

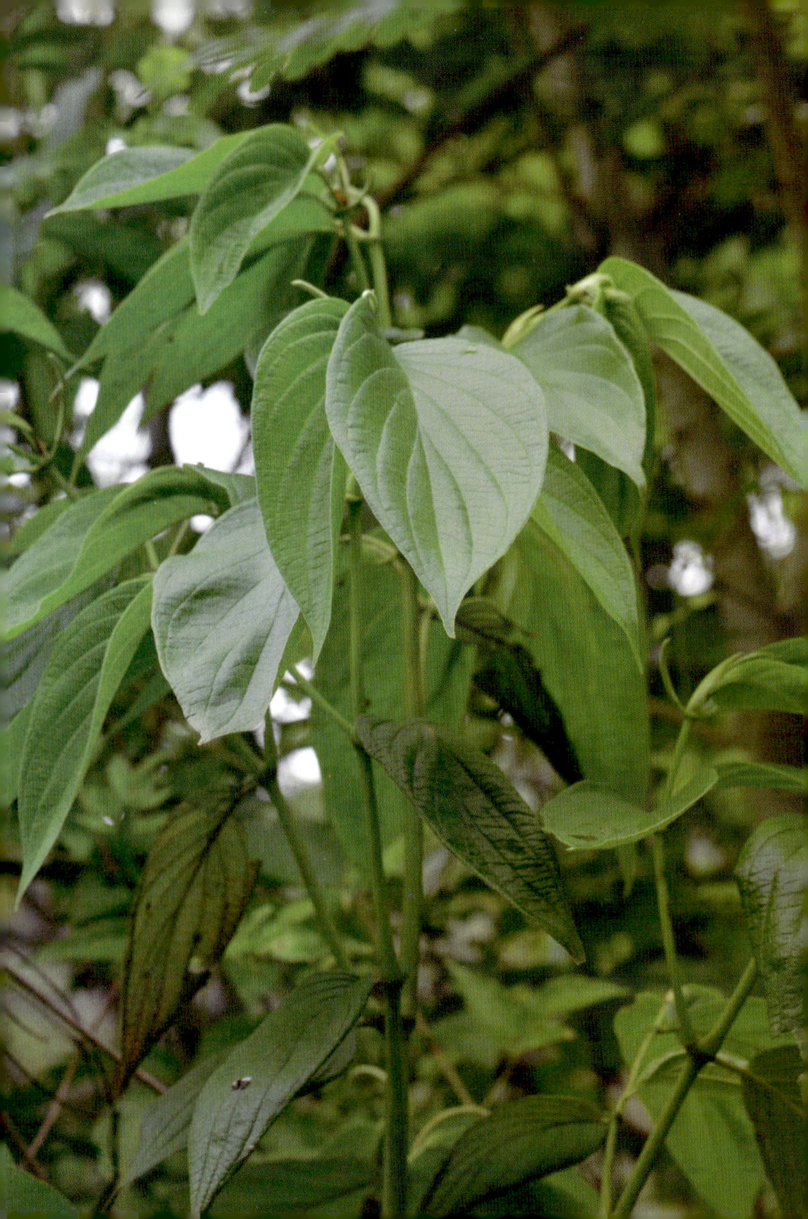

Matico

Nombre científico: *Piper aduncum* L., *Piper* spp.

Familia: Piperáceas.

Descripción: Arbusto de 3 a 4 metros, con nudos llamativos, inflorescencias en espigas solitarias de 6 a 20 centímetros, blancas verdosas.

Hábitat: Bosque nublado, bosque rivereño.

Partes usadas: Hojas.

Administración: Oral, tópica.

Usos medicinales y preparaciones: Bronquios, resfrío, tos, gripe: Infusión o cocción, como agua de tiempo, también con Eucalipto, Manzanilla, Cebolla y Limón; baño de vapor, con Eucalipto y sal; y ahumar, con Eucalipto. Heridas, infección de la piel: lavados o cataplasma de hojas calientes o secas, molidas. Infección vaginal, del útero, de los ovarios: lavados vaginales. Riñones: Infusión, como agua de tiempo, con Cola de Caballo, Flor Blanca, Pie de Perro, Salta Perico, barba de Choclo Achiote, Guanábana, Cebada, Linaza y Pájaro Bobo.

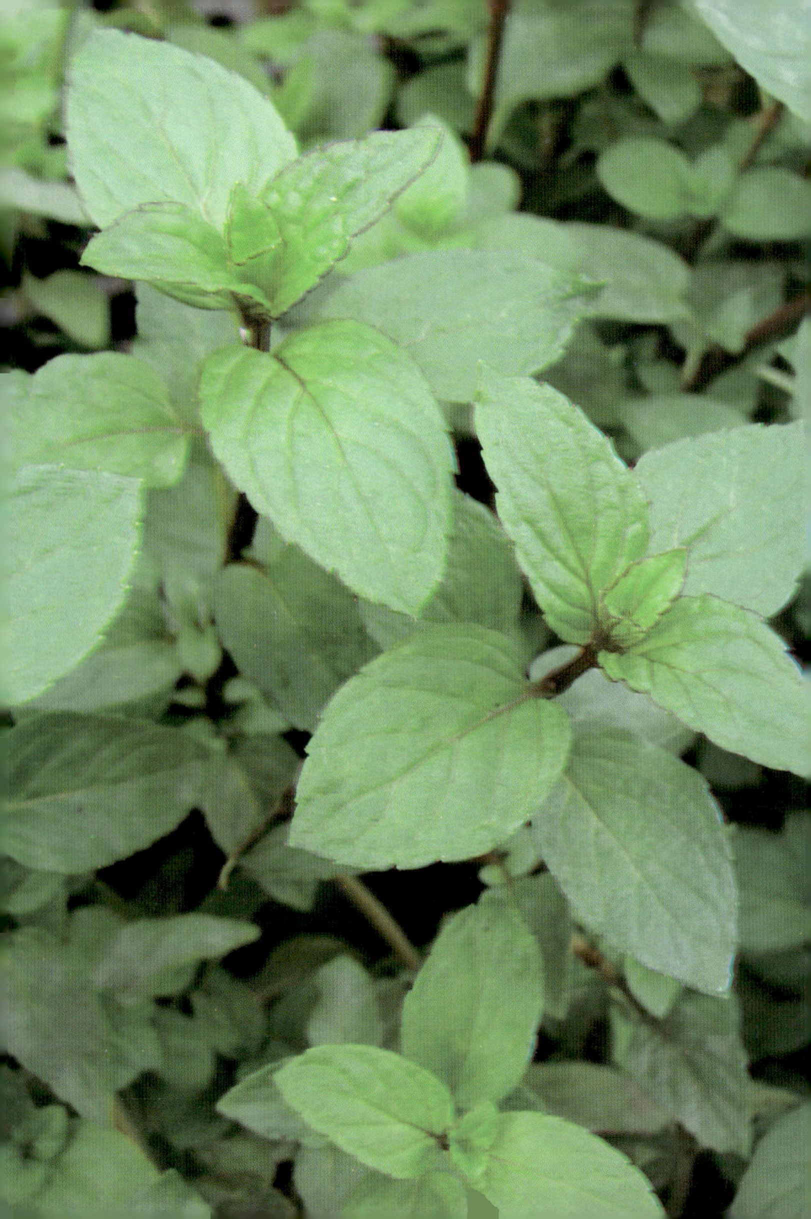

Menta

Nombre científico: *Mentha piperita* L.

Familia: Lamiáceas.

Descripción: Hierba de 30 centímetros, de tallo recto o rastrero sin ramificaciones en la parte inferior, pero muy ramificado en la parte superior. Hojas ovadas, dentadas, muy fragantes por su alto contenido de aceite esencial de mentol y otros.

Hábitat: Zona cultivada.

Partes usadas: Cogollos.

Administración: Oral.

Usos medicinales y preparaciones: Cólicos, dolor de estómago: Infusión. Nausea, vómitos: Infusión, con Manzanilla. Bilis: Infusión, con Manzanilla. Resfrío, tos, bronquios: Infusión, con miel o azúcar, y baño, con Lancetilla, Hierba Santa, Mala Hierba, Hierba Mora, Carrizo, aguardiente, sal, Limón. Cólicos menstruales: Infusión, con Manzanilla. Presión alta: jugo de menta, con Lancetilla y Perejil.

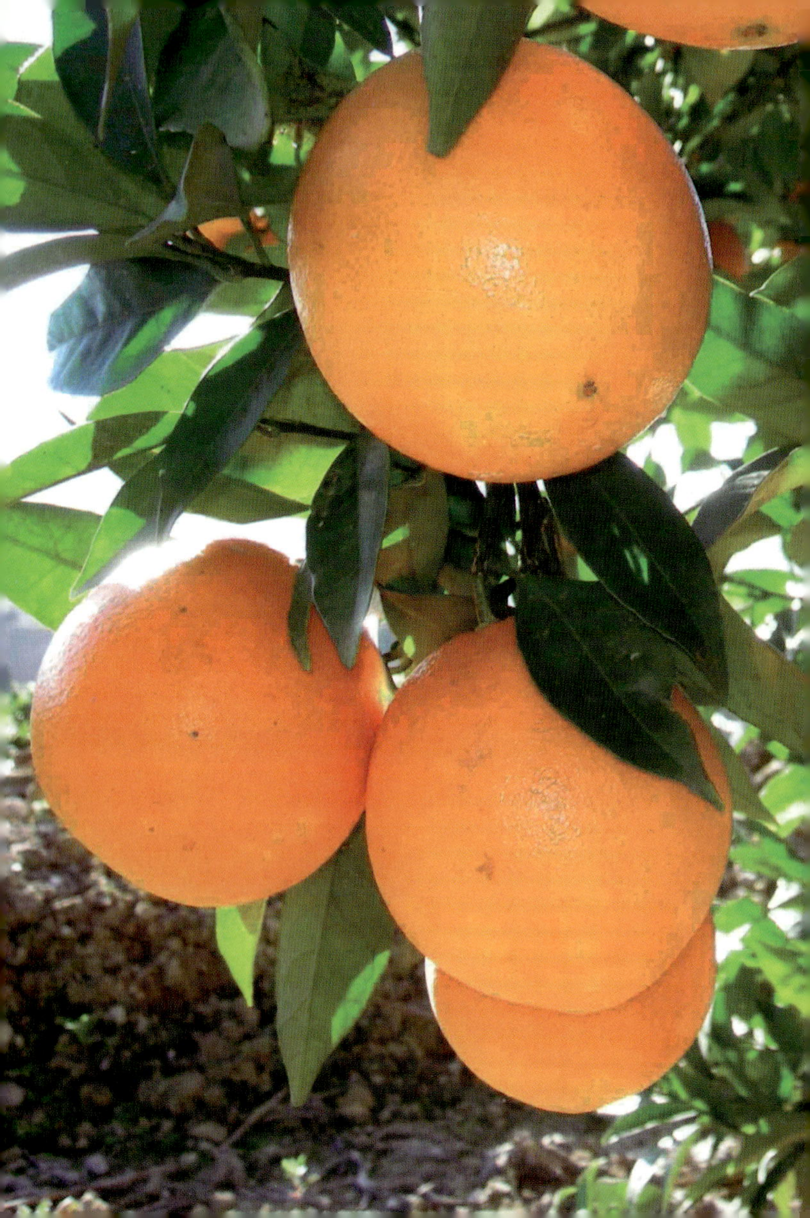

Naranja

Nombre científico: *Citrus aurantium* L.

Familia: Rutáceas.

Descripción: Árbol espinoso de 4 metros de altura con flores blancas aromáticas, frutos esféricos de variado tamaño, cáscara o epicarpio rugoso, grueso amargo con glándulas de aceite, pulpa ácida o dulce con abundántes semillas.

Hábitat: Zona cultivada.

Partes usadas: Frutas.

Administración: Oral.

Usos medicinales y preparaciones: Resfrío, bronquios, tos, gripe: Jugo fresco con miel de abeja. Corazón: Infusión de las flores de Naranja y Lima. Anemia: Comer las frutas de Naranja ácida, también Limón dulce, Lima; o preparar un jarabe de jugo de Naranja, con Algarrobina. Heridas infectadas: Cocción para lavados con jugo de Naranja ácida, Llantén y corteza de Aliso. Fiebre: Hervir el jugo, con miel. Parásitos intestinales: Semillas tostadas, molidas en leche hervida, con Paico molido, Hierba Buena, Ruda, semillas de Zapallo, Mango, Papaya y Palta.

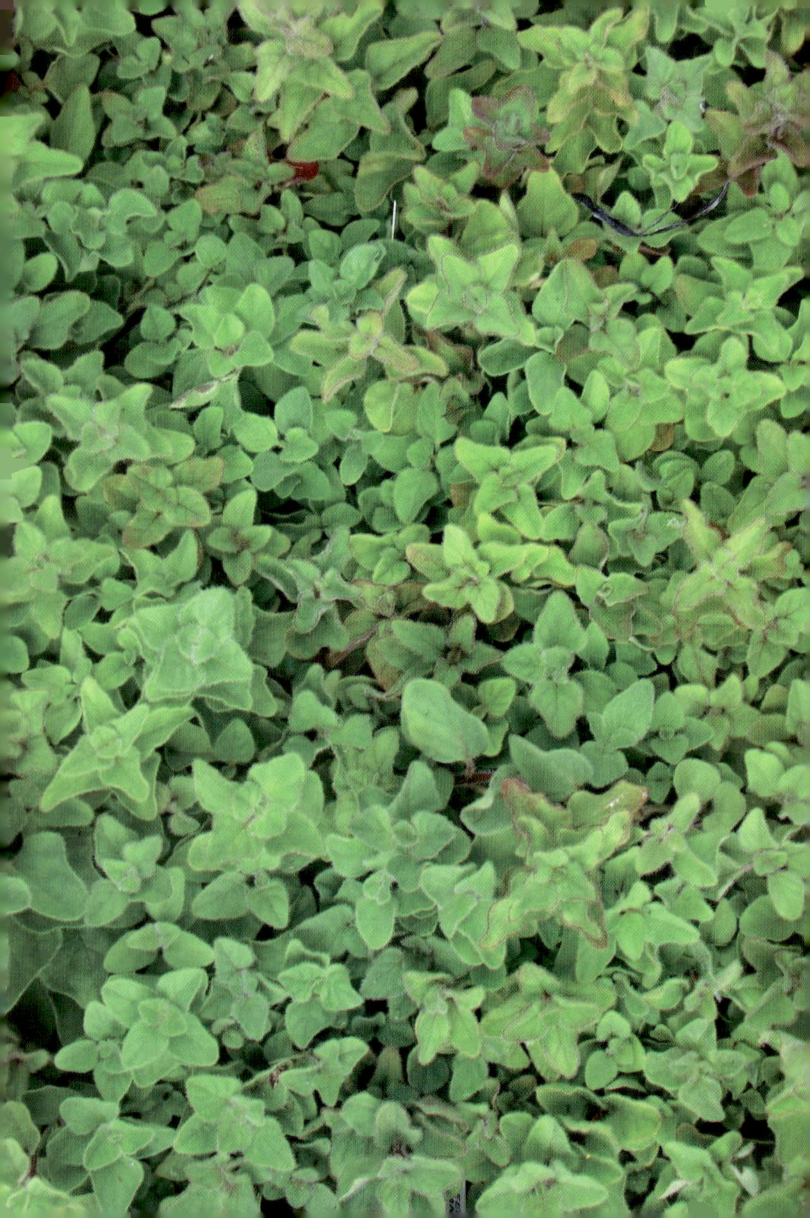

Orégano

Nombre científico: *Origanum vulgare* L.

Familia: Lamiáceas.

Descripción: Arbusto de 20 centímetros, ramificado en la parte superior. Toda la planta contiene pelos glandulares. Hojas enteras o ligeramente dentadas. Inflorescencia en espigas axilares, pueden ser ovadas o globosas.

Hábitat: Jardín.

Partes usadas: Partes aéreas.

Administración: Oral.

Usos medicinales y preparaciones: Cólicos menstruales: Infusión, solo o con Manzanilla, Paico, Ajenco o Culantrillo; o cocción, con hojas de Lima. Regulación de la menstruación: Infusión. Para dormir: Infusion. Indigestión, gases, cólicos: Infusión. Bronquios: Cocinar material molido de Eucalipto, Romero, Cebolla, Orégano, Ajo, con aceite de olivo hasta que vuelva dorado, añadir miel, tomar 3 cucharritas para adultos y 1 para niños, 3 veces al día.

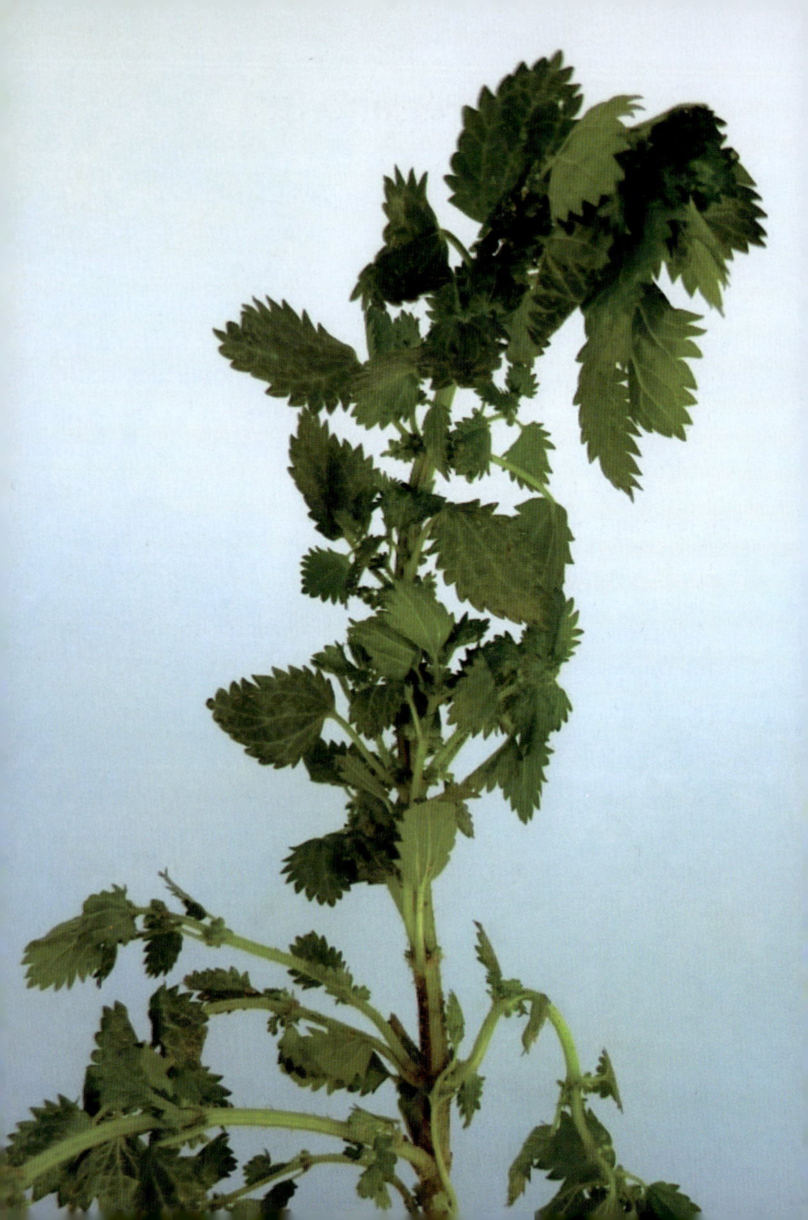

Ortiga, Ishanga

Nombre científico: *Urtica urens* L.

Familia: Urticáceas.

Descripción: Hierba de 30 centímetros con pelos irritantes de 3 a 4 milímetros, hojas 4 por 2.5 centímetros.

Hábitat: Chacra.

Partes usadas: Hojas.

Administración: Tópica, oral.

Usos medicinales y preparaciones: Artritis, reumatismo: Cocción para lavados, con Eucalipto, o frotar con las hojas, tomar la savia o cocción de las hojas chancadas. Tos, bronquios, gripe: Infusión, con miel de abeja. Hematomas: Cataplasma de hojas molidas y bálsamo, o con aguardiente y sal o gotas de Limón; o frotar con la planta y bálsamo. Heridas: Cataplasma de hojas molidas, con sal.

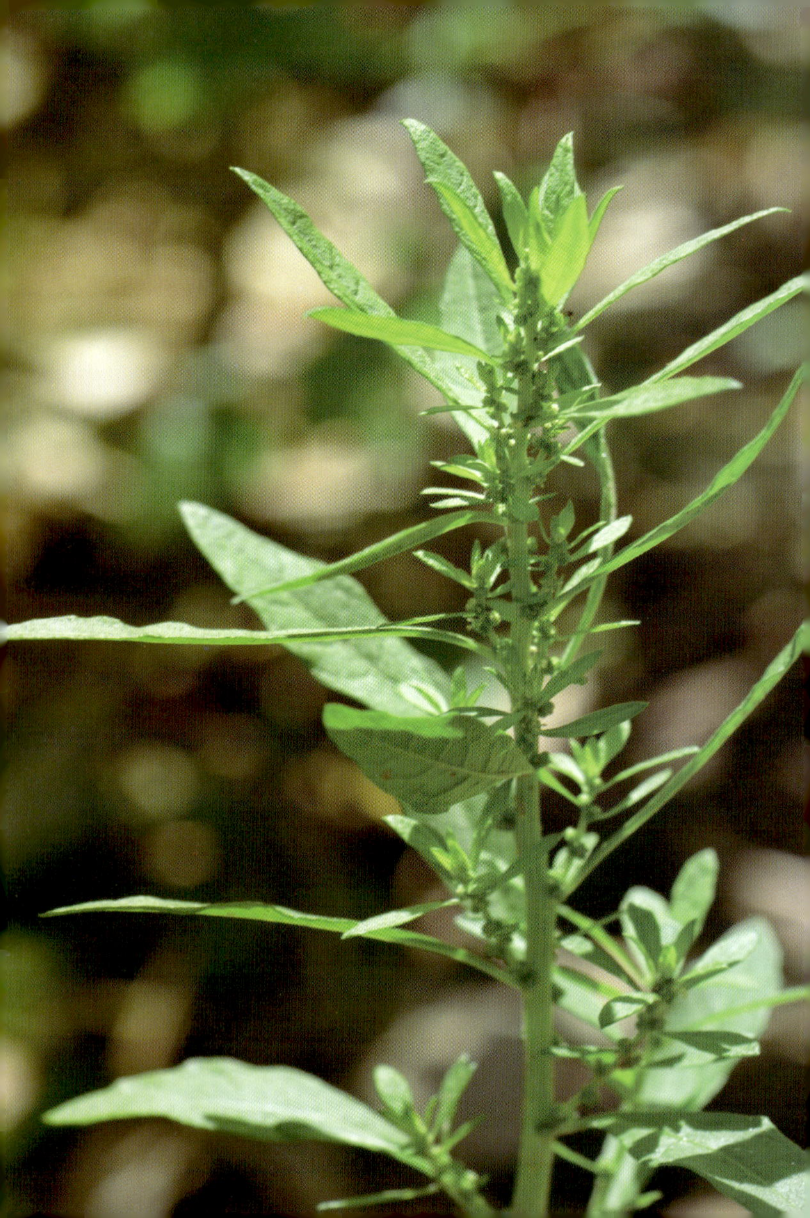

Paico

Nombre científico: *Chenopodium ambrosioides* L.

Familia: Chenopodiáceas.

Descripción: Arbusto de 40 centímetros, tallo rayado, hojas lanceoladas, con dientes, florcitas blanco-verdosas.

Hábitat: Al lado de la carretera, jardines.

Partes usadas: Cogollos.

Administración: Oral, tópica.

Usos medicinales y preparaciones: Parásitos, cólicos, gases: Comer en sopa (verde) con Tento, Ruda, Hierba Buena Negra; infusión con Orégano, Ajenco, Manzanilla; o en leche hervida. Parásitos de la piel, heridas: Cocción para lavados. Parásitos intestinales: Leche hervida con material molido de Paico, Hierba Buena, Ruda, semillas de Zapallo, Mango, Papaya, Palta y semillas tostadas de Naranja.

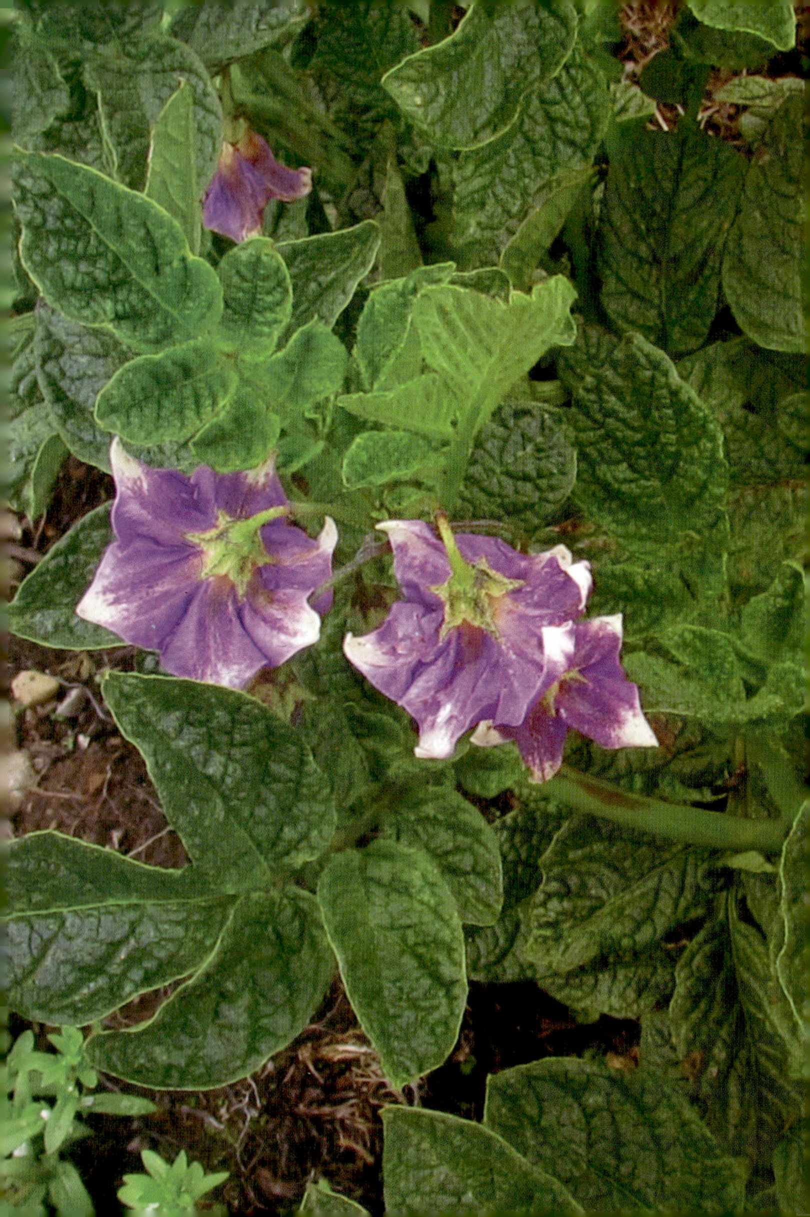

Papa

Nombre científico: *Solanum tuberosum* L.

Familia: Solanáceas.

Descripción: Hierba de hasta un metro de altura con flores moradas, con tallos en forma de tubérculos comestibles, de forma y tamaños muy variados, así como cáscara y la pulpa que puede ser blanca, amarilla, morada, rosada o negra.

Hábitat: Chacra.

Partes usadas: Tubérculos.

Administración: Oral.

Usos medicinales y preparaciones: Gastritis, úlceras, infección del estómago: Extracto del tubérculo chancado. Parásitos: Comer en sopa (verde), con Tento, Añashquero, Ajo. Riñones: Cocción de la cáscara, en mezclas con Cola de Caballo, Pie de Perro, Achiote, Añashquero, Guanábana, Chanca Piedra, Flor Blanca, barba de Choclo, granos tostados de Cebada, semillas de Linaza. Hígado: Extracto del tubérculo.

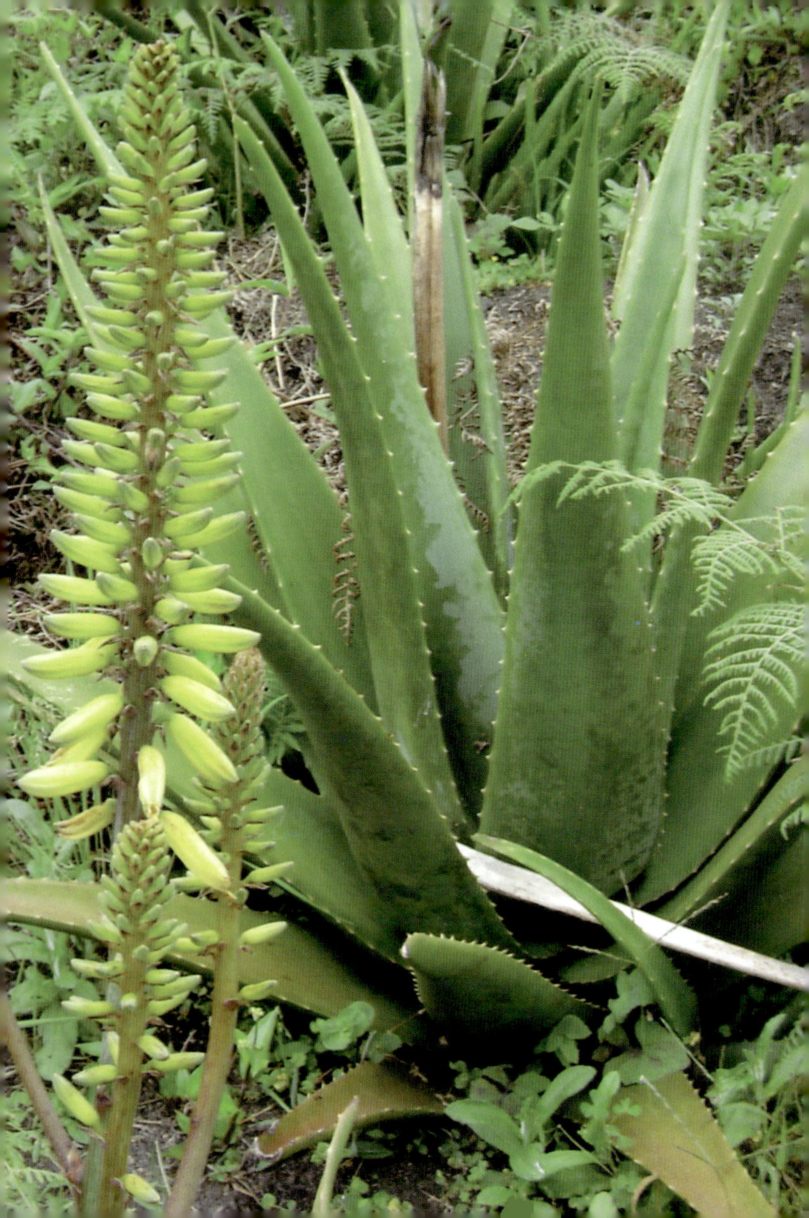

Penca Sábila

Nombre científico: *Aloe vera* (L.) Burm. f.

Familia: Xanthorrhoeáceas.

Descripción: Suculenta de 1.5 metros con hojas gruesas de color verde gris y inflorescencia amarilla-naranjada de 30 centímetros.

Hábitat: Bosque seco.

Partes usadas: Gel o mucílago de las hojas: Cortar las hojas y dejar en agua toda la noche para que salga el "Yodo" porque es caústico. Usar este mucílago de la parte interior de las hojas.

Administración: Oral, tópica.
Usos medicinales y preparaciones: Gastritis, cólicos, hígado: Jugo, solo o con Papaya, miel de abeja, tomar un vaso en ayunas por varios días. Panacea (para todas las enfermedades), cáncer, prevención cáncer: Jugo con miel de abeja, continuamente. Riñones: Jugo con miel de abeja, y poner el gel como cataplasma en la parte afectada. Hematomas, granos, heridas, para refinar la piel: Poner el gel. Infección vaginal: Aplicar el gel en forma de óvulos en la vagina, por 7 noches. Bronquios, tos negra: Jarabe del gel con Cebolla Blanca, Ajo, 1 vaso de miel de abeja, tomar una cucharita 3 veces al día.

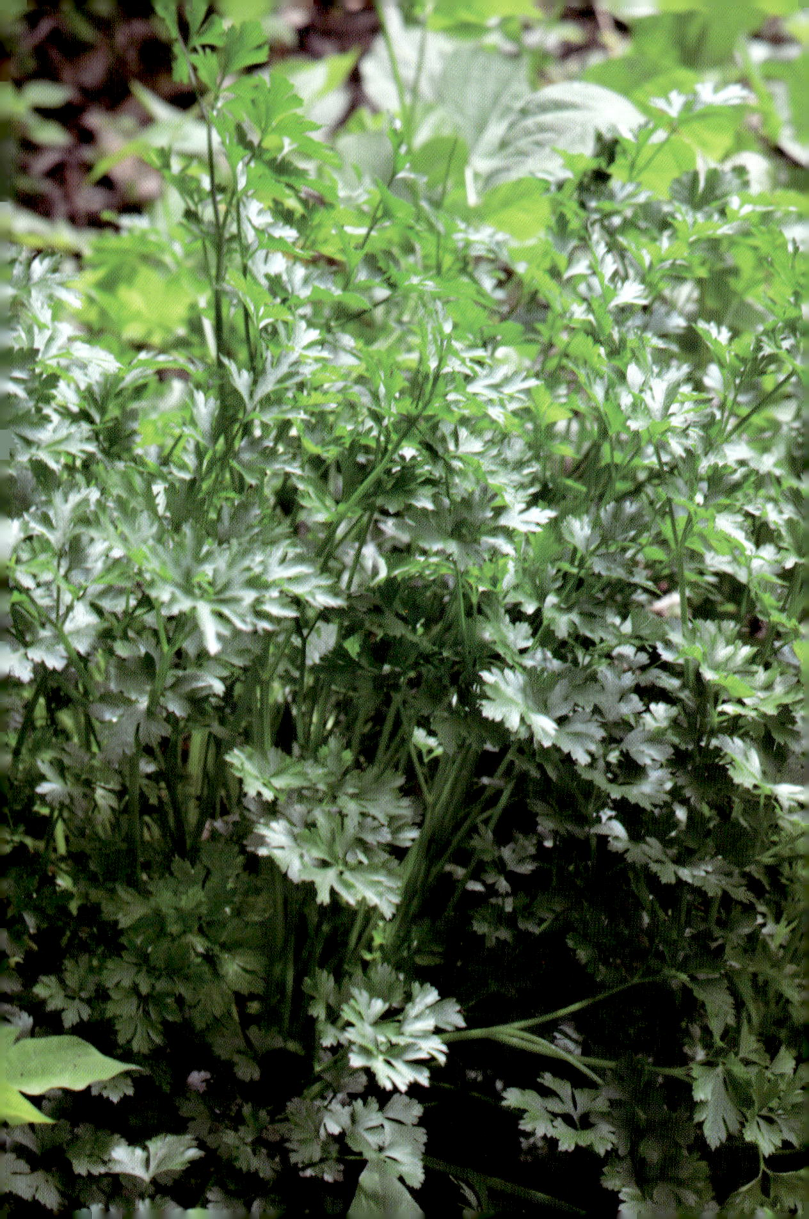

Perejil

Nombre científico: *Petroselinum crispum* (Mill.) Fuss.

Familia: Apiáceas.

Descripción: Hierba de 30 centímetros muy aromático, dos tipos de hojas diferentes, y una raíz carnosa y muy desarrollada.

Hábitat: Chacra.

Partes usadas: Hojas.

Administración: Oral, tópica.

Usos medicinales y preparaciones: Corazón: Infusión, cocción o savia del material chancado, solo o en mezclas con Lancetilla, Rosa, Hierba Buena Negra, Pimpinela, flores de Clavel, Toronjil. Cólera, dolor de cabeza, nervios: Infusión o jugo de las mismas plantas, y lavar la cabeza con la infusión. Nota: No usar las semillas, son tóxicas.

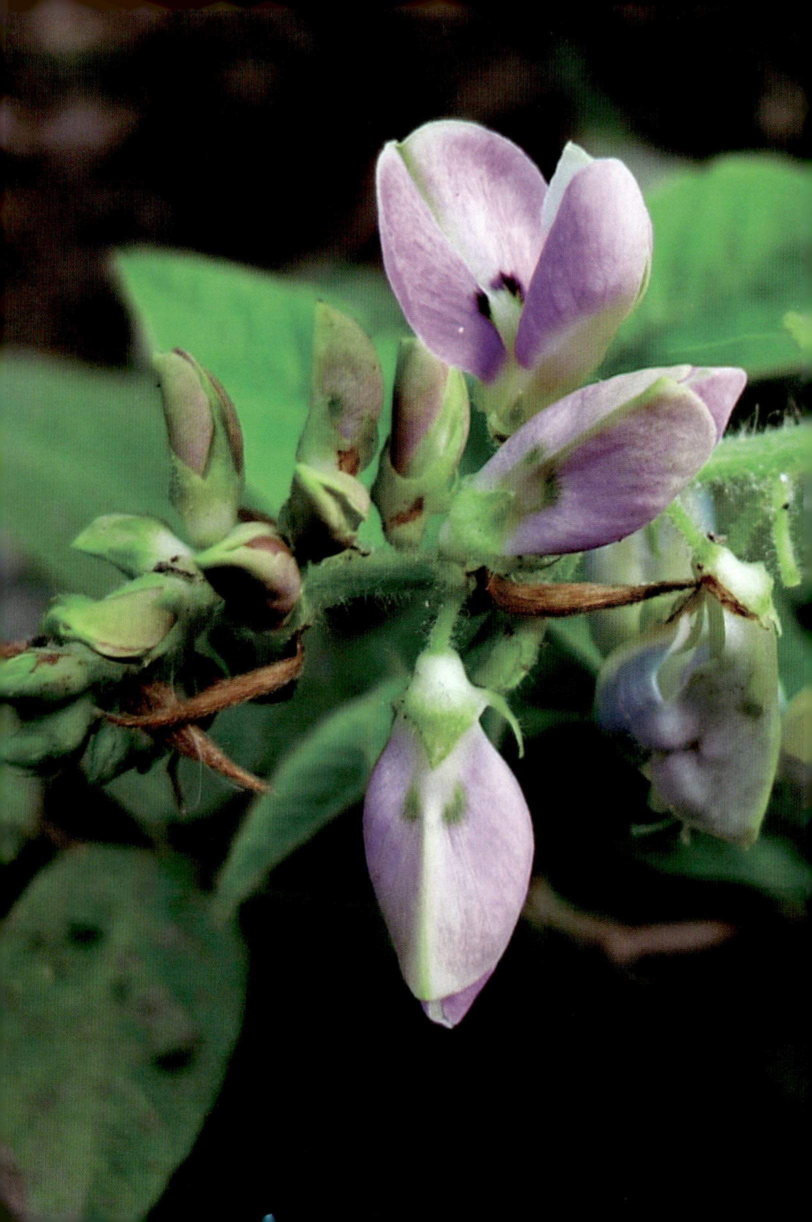

Pie de Perro

Nombre científico: *Desmodium molliculum* (Kunth) DC.

Familia: Fabáceas.

Descripción: Enredadera de 30 centímetros con pequeñas flores moradas y frutos pegajosos.

Hábitat: Bosque nublado.

Partes usadas: La planta entera.

Administración: Oral.

Usos medicinales y preparaciones: Inflamación de los riñones o vías urinarias: Cocción o infusión, como agua de tiempo, solo con Cola de Caballo, Achiote, Guanábana, barba de Choclo, granos tostados de Cebada, semillas de Linaza, piel de la Papa, Guiso, Hierba Santa, Chanca Piedra, raíz de Zarza. Infección, inflamación general / del estómago: Infusión o cocción, solo o con Cola de Caballo. Inflamación de los ovarios o vaginal: Cocción o infusión, y lavados vaginales, solo o con Cola de Caballo, Flor Blanca, Llantén, Retaña. Heridas: Cocción para lavados, solo o con Cola de Caballo, Pay Pay, Titusha, Guiso, Guarauya, Lanche. Hígado: Cocción, como agua de tiempo, con Cola de Caballo Boldo, Hierba Santa, Guiso, semillas de Linaza, y granos tostados de Cebada. Nota: Planta rara.

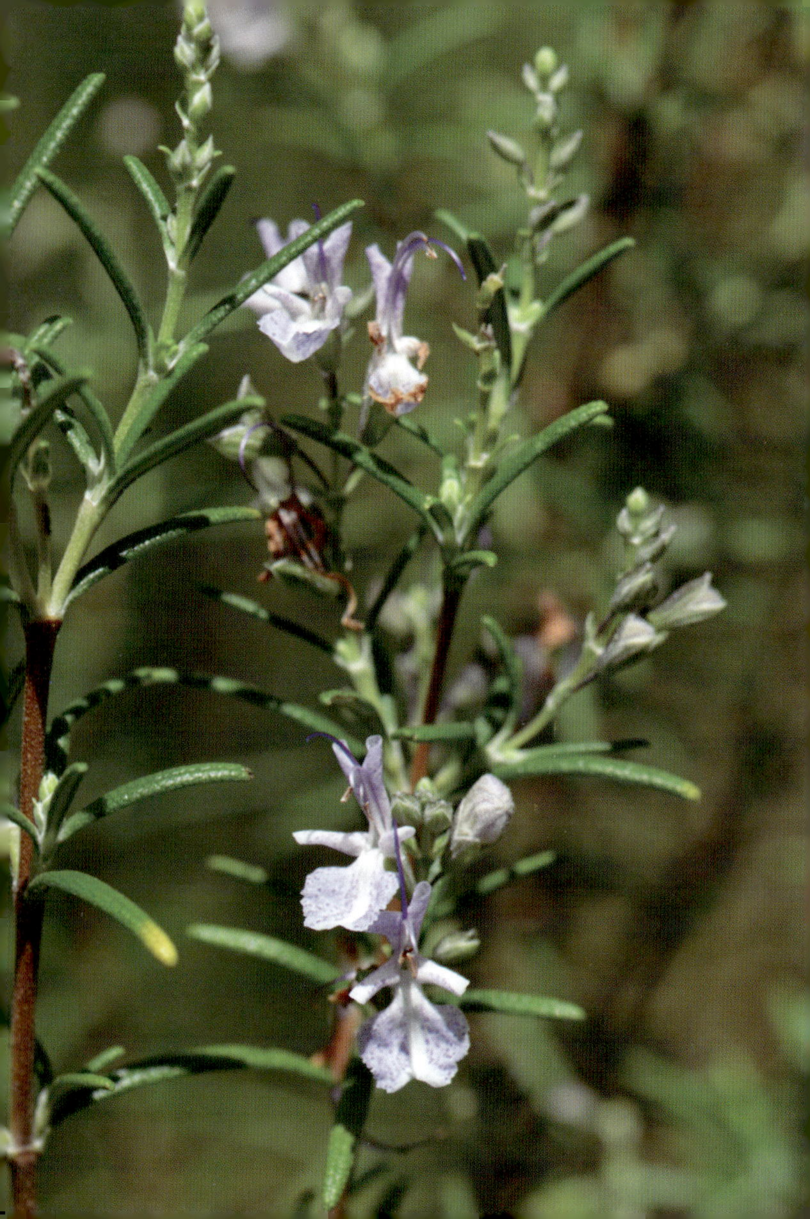

Romero de Castilla

Nombre científico: *Rosmarinus officinalis* L.

Familia: Lamiáceas.

Descripción: Arbusto de 1.4 metros de altura con olor fuerte, márgenes de las hojas enrolados, flores de color lavanda.

Hábitat: Jardín.

Partes usadas: Cogollos, ramas.

Administración: Para ahumar, oral.

Usos medicinales y preparaciones: Aire: Infusión, solo o con Tento, Paico de Muerto, Callemanzana, y quemar para ahumar, solo o con Eucalipto, Ruda, Tento, Paico de Muerto, Callemanzana; limpia, con Ajo, Ruda, y alcanfor. Gases, inflamación del estómago, cólicos: Infusión.

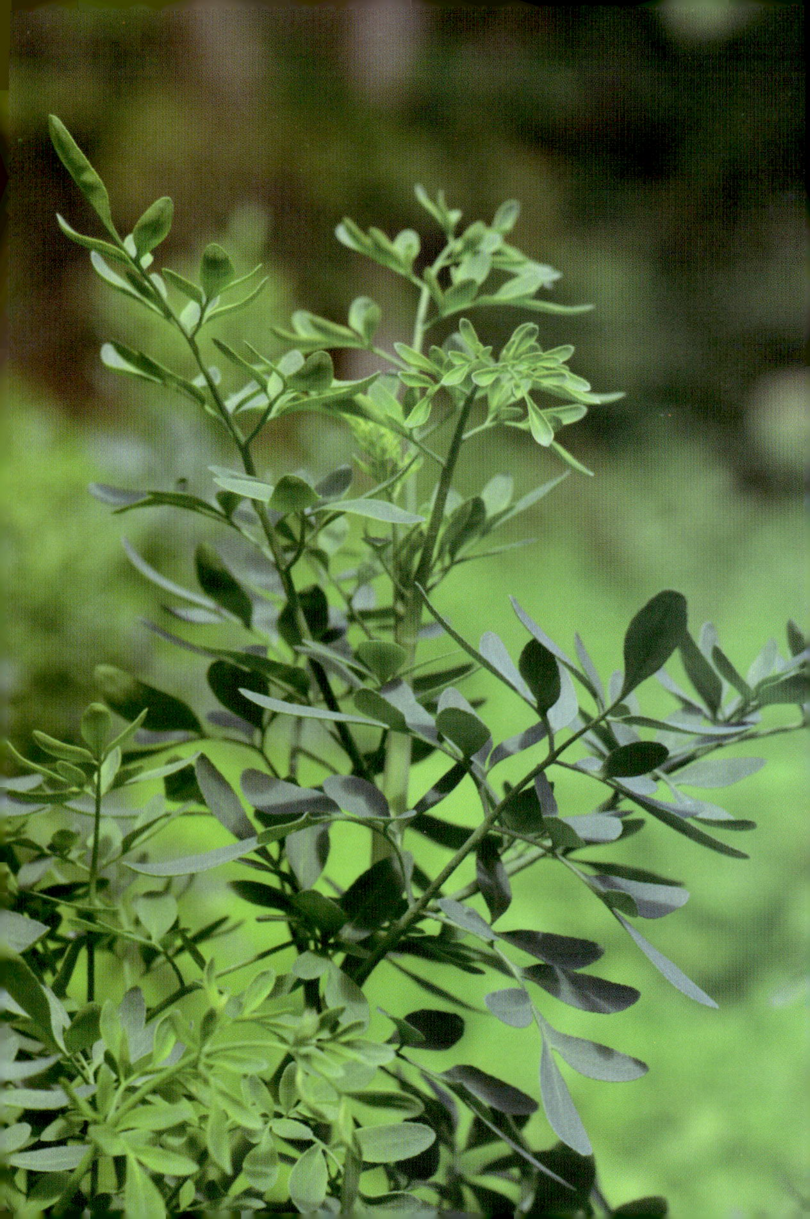

Ruda

Nombre científico: *Ruta graveolens* L.

Familia: Rutáceas.

Descripción: Hierba de 1 metro de altura con olor aromático, con capa de cera, tallos verde con puntos morado oscuros, flores amarillas.

Hábitat: Jardín.

Partes usadas: Partes aéreas.

Administración: Limpia, tópica, para ahumar, oral.

Usos medicinales y preparaciones: Aire, susto: infusión, limpia, con Chinchin, Hierba Mora, Eucalipto y alcanfor, agua florida; para ahumar, con Eucalipto, Romero de Castilla. Protección contra la envidia: Un ramo de flores en la casa. Cólicos, parásitos estomacales: Comer en sopa (verde), con Tento, Hierba Buena Negra; en leche hervida con Paico, Hierba Buena, semillas de Naranja, Zapallo, Mango, Papaya, Palta. Cólicos menstruales, regulación de la menstruación: Infusión, solo o con Orégano. Nota: Solo tomar en menores cantidades, puede ser dañino para la salud y causar abortos.

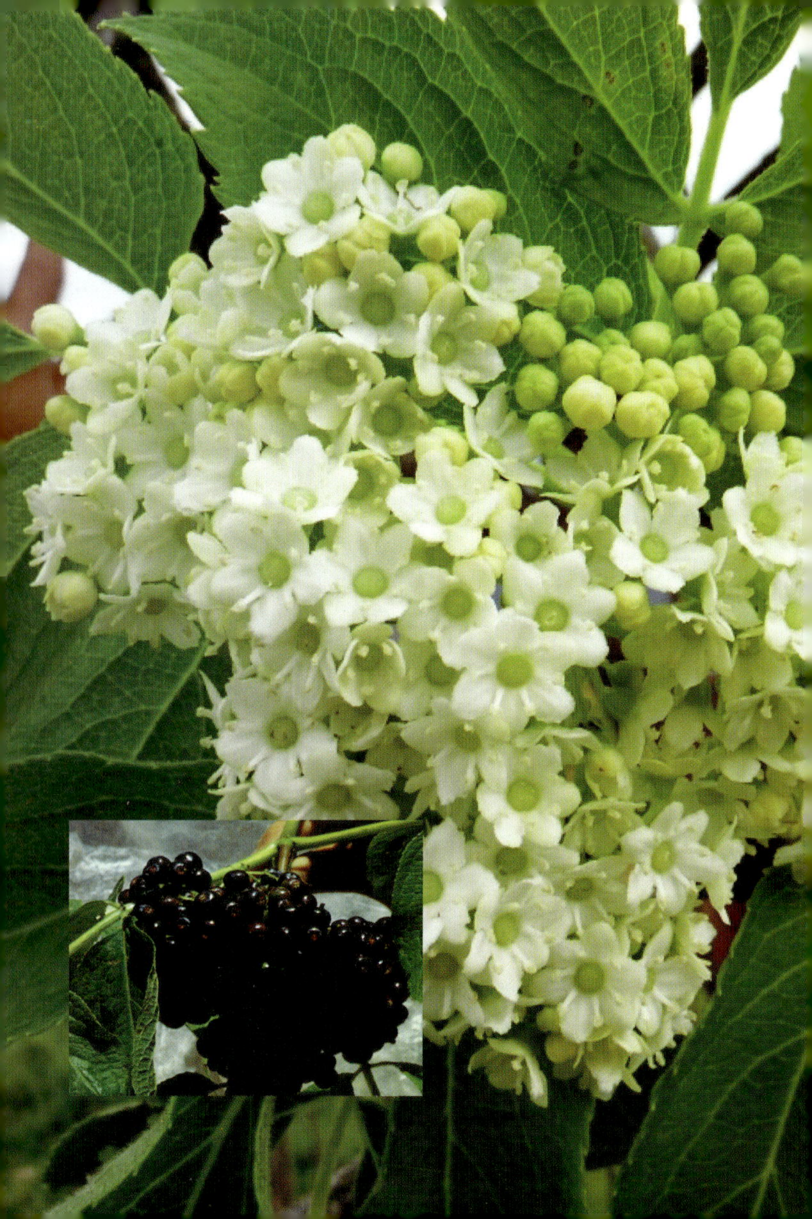

Saúco

Nombre científico: *Sambucus nigra* L. ssp. *peruviana* (Kunth) Bolli.

Familia: Adoxáceas.

Descripción: Árbol de 5 metros de altura, hojas compuestas, mayormente de 5 hojas pequeñas, numerosas flores pequeñas agrupadas en inflorescencias blancas.

Hábitat: Bosque nublado, o en zonas cultivadas.

Partes usadas: Flores, hojas, frutos.

Administración: Oral.

Usos medicinales y preparaciones: Bronquios, toz, resfrío: infusión de las flores, con gotas de limón, 3 veces al día, o flores hervidas en leche, con miel, también mezcladas con flores de Zarza y un diente de ajo. Bronquios, resfrío, gripe: Cocción de los frutos. Inflamación de los riñones o de la vejiga, diurético, próstata: Infusión de las hojas, también con barba de Choclo, Pie de Perro, Angosacha, como agua de tiempo.

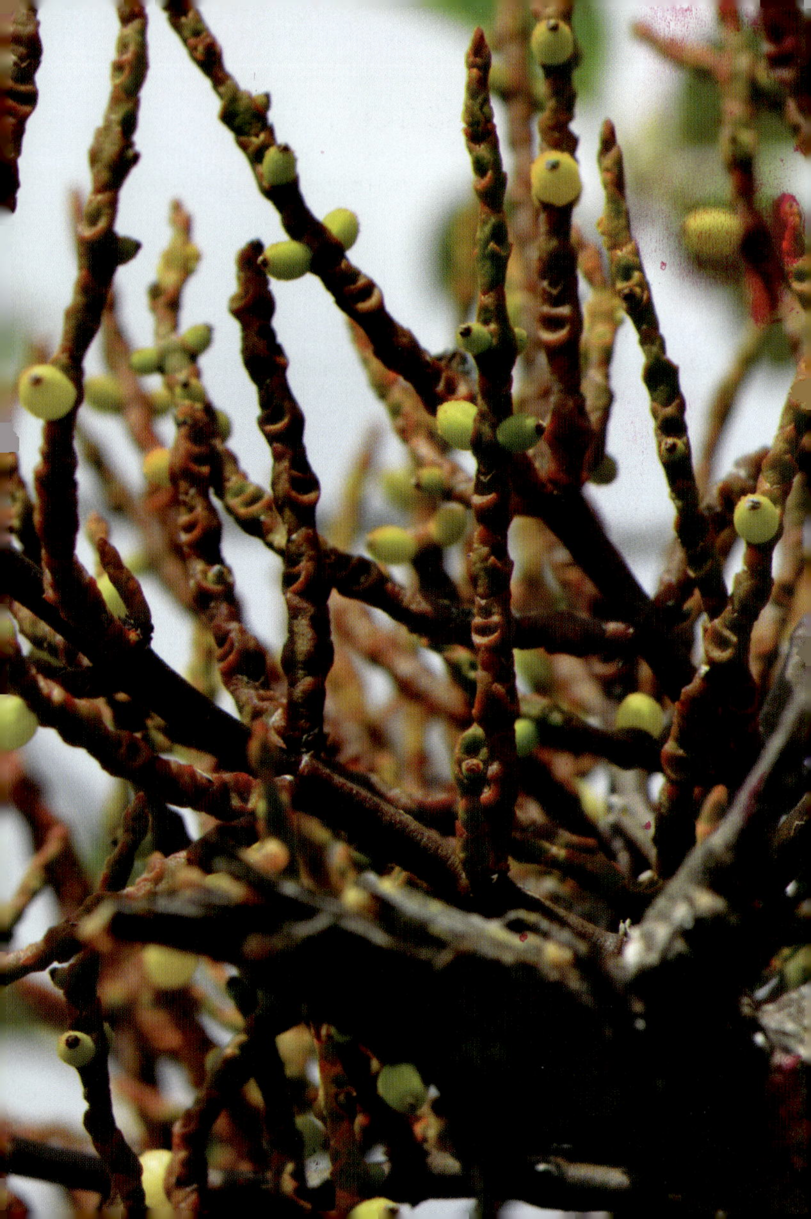

Suelda con Suelda

Nombre científico: *Phoradendron* spp., *Dendrophtora* sp.

Familia: Santaláceas.

Descripción: Arbusto semi-parásito que crece sobre otras plantas. De forma redonda, de color verde claro con flores redondas blancas o verde-amarillentas.

Hábitat: Bosque seco.

Partes usadas: Hojas.

Administración: Tópica.

Usos medicinales y preparaciones: Torsión: cataplasma de hojas molidas, calentadas, con grasa o aguardiente. Fractura: cataplasma de las hojas calentadas, con grasa, después de arreglar los huesos. Infección de los ovarios, o de los riñones: bañar el cuerpo con Suelda con Suelda, y tomar infusión de Suelda con Suelda, Cola de Caballo, Pie de Perro y Titusha.

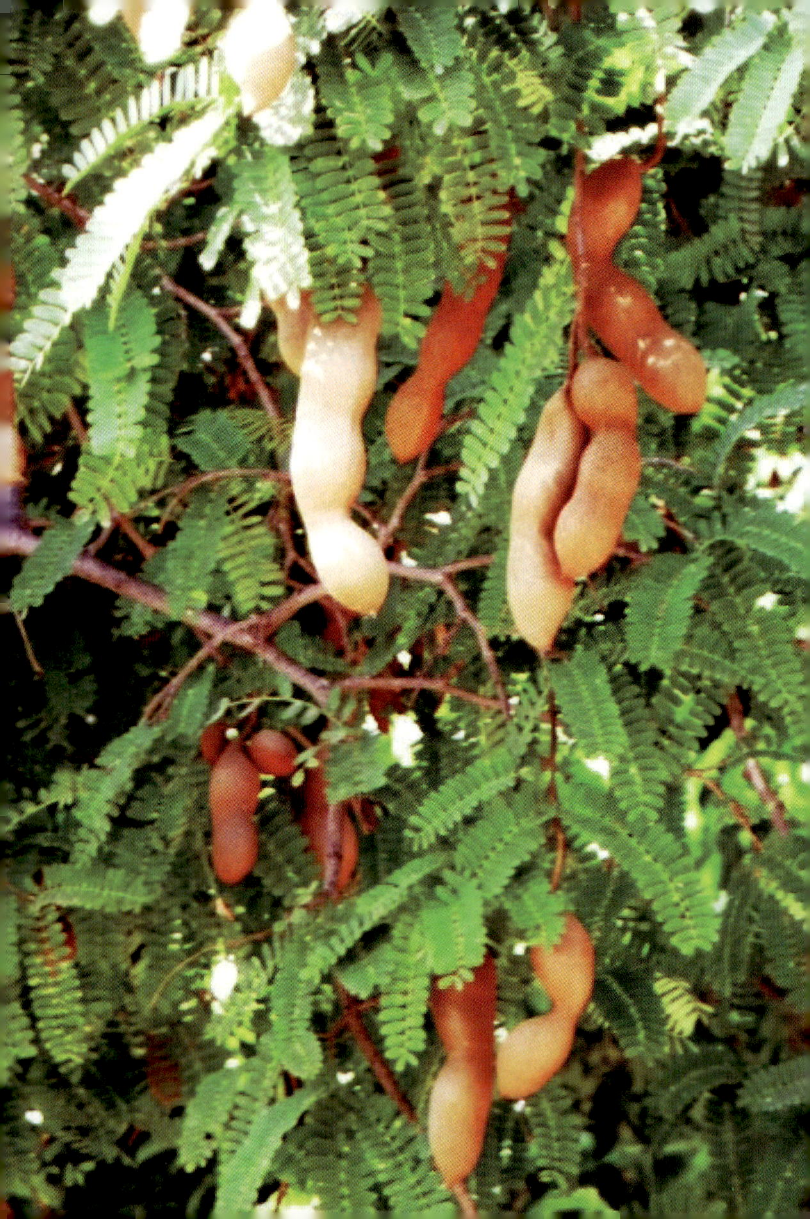

Tamarindo

Nombre científico: *Tamarindus indica* L.

Familia: Fabáceas.

Descripción: Árbol de 8 metros de altura. Fruto una vaina marrón de 12 centímetros.

Hábitat: Jardín.

Partes usadas: Frutos.

Administración: Oral.

Usos medicinales y preparaciones: Fiebre: Infusión de los frutos molidos, con Cola de Caballo, Pie de Perro, Achicoria, Llantén, Guanábana, como agua de tiempo; o cocción de los frutos molidos, con semillas de Caña Fístula, Verbena, Achicoria, 3 veces al día, hasta 3 días y enema de los frutos molidos, solo o con Verbena chancada y Achicoria. Laxativo, para limpiar el estómago: Cocción o infusión de los frutos molidos, solo o con Verbena chancada y Achicoria.

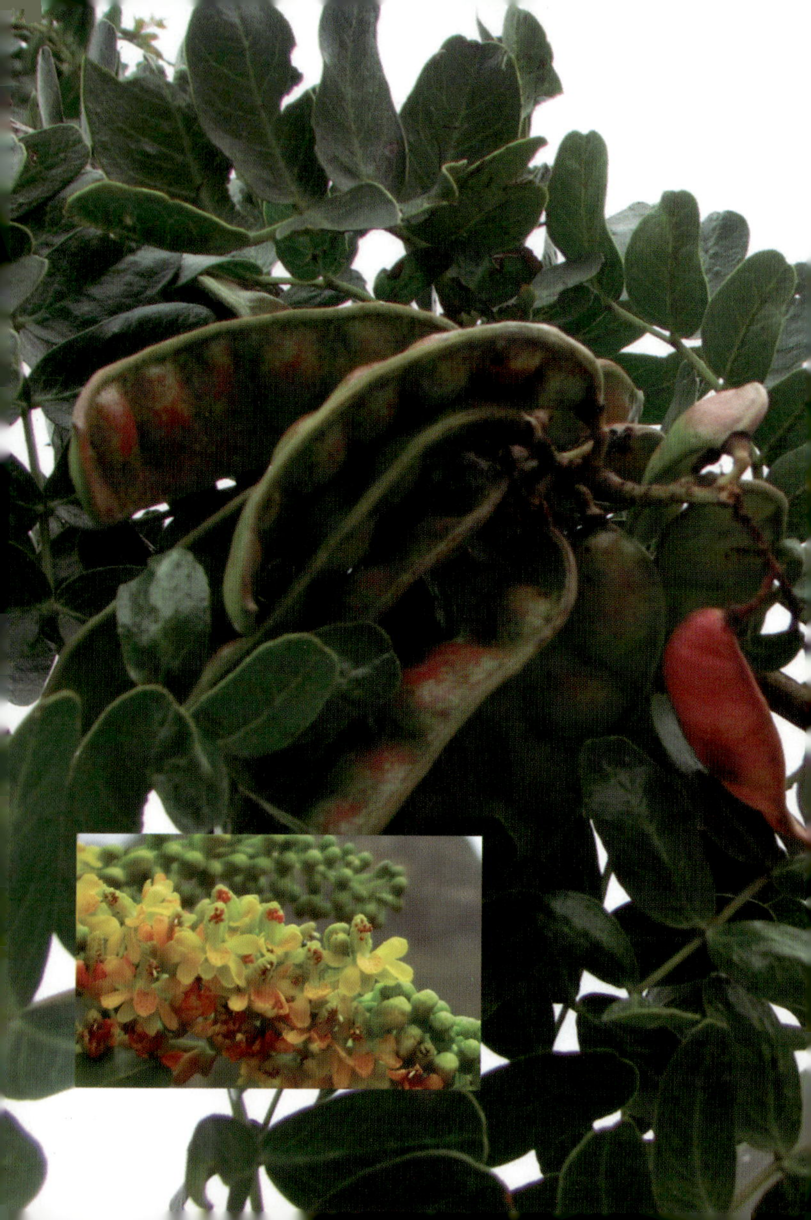

Taya, Tara

Nombre científico: *Caesalpinia spinosa* (Molina) Kuntze.

Familia: Fabáceas.

Descripción: Árbol espinoso de 6 metros de altura. Inflorescencias de 12 centímetros con flores jóvenes amarillas, adultas rojas. Frutos vainas planas de 6 centímetros.

Hábitat: Bosque seco.

Partes usadas: Frutos.

Administración: Tópica.

Usos medicinales y preparaciones: Infección de las amígdalas, mal de la garganta: Hacer gárgaras con la cocción, del fruto de la Taya sola, y inhalar el vapor del Eucalipto, con un poco de mentol. O hacer gárgaras de la cocción de tres semillas de la Taya, con 2 hojas de Naranja, 1 hoja de Geranio y 1 hoja de Palta. Heridas: Cataplasma de frutos secos y molidos. Inflamación de los ovarios, infección vaginal: Cocción para lavados vaginales, y tomar un poquito.

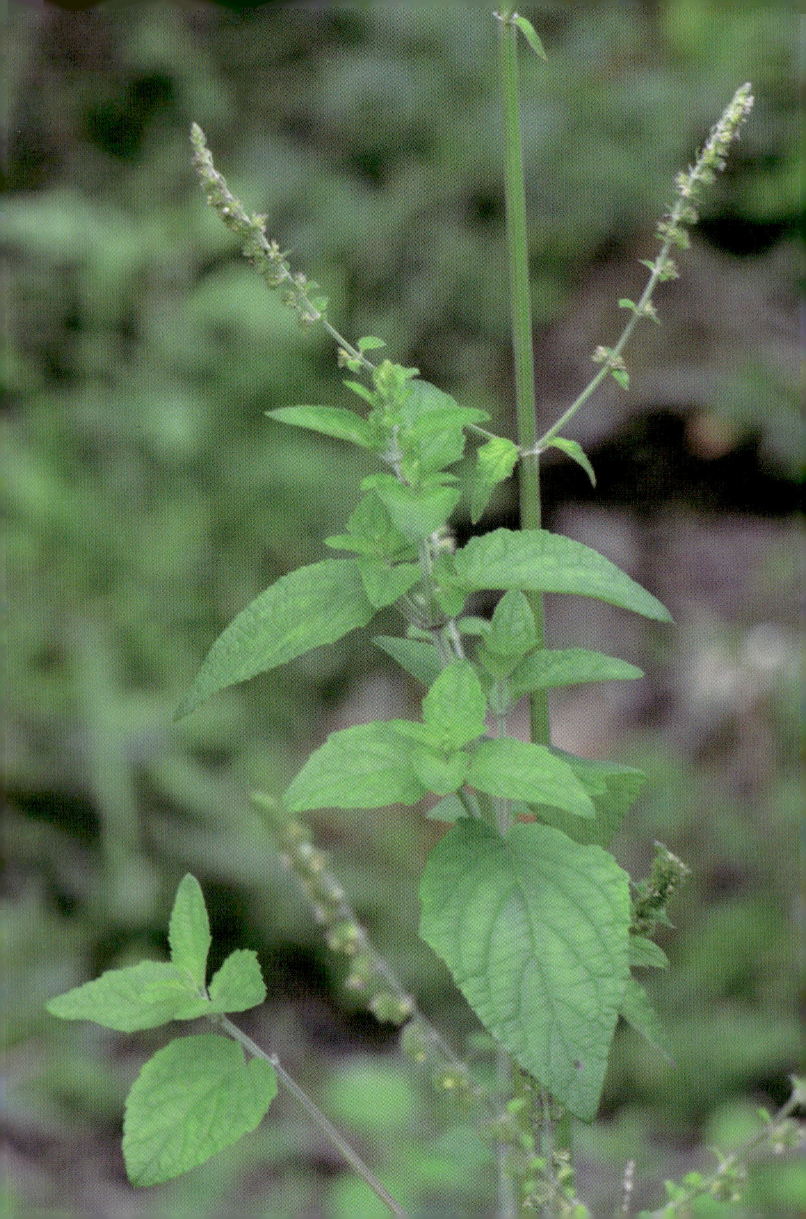

Tento, Tinto, Muña, Champca

Nombre científico: *Minthostachys mollis* (Kunth) Griseb.

Familia: Lamiáceas.

Descripción: Arbusto de 50 centímetros de altura con olor fuerte, inflorescencia de 2 a 3 centímetros, verde claro, con flores de 1 milímetro en diámetro, blancas.

Hábitat: Bosque nublado.

Partes usadas: Ramas, cogollos.

Administración: Oral, para ahumar, tópica.

Usos medicinales y preparaciones: Aire, susto: Infusión, con, Paico de Muerto, Callemanzana, Romero de Castilla, y ahumar con las plantas; limpia, con Ruda, Chinchin, Hierba Mora, Eucalipto; o frotar con la planta calentada. Cólicos, dolor del estómago, parásitos: Infusión, solo o con Perejil, Hierba Buena; comer en sopa (verde), con Paico, Ruda, Hierba Buena Negra, Papas y Ajo. Frio: Infusión.

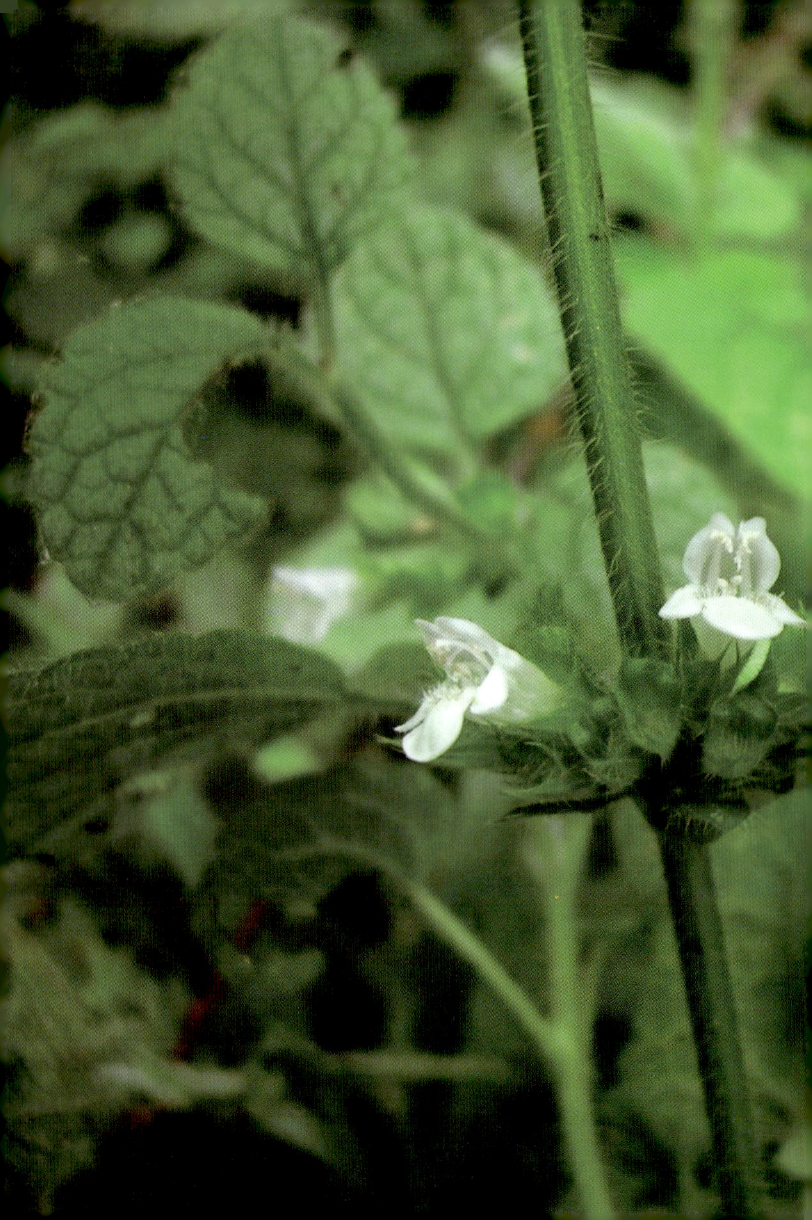

Toronjil

Nombre científico: *Melissa officinalis* L.

Familia: Lamiáceas.

Descripción: Hierba muy fragrante de 50 centímetros de altura con indumento de pelo blanco disperso de 2 milímetros, flores blancas, un poquito rosado.

Hábitat: Jardín. **Partes usadas**: Partes aéreas.

Administración: Oral.

Usos medicinales y preparaciones: Nervios: extracto alcohólico, con Siempreviva, flores de Lima, Naranja, Limón o Mandarina, Perejil. Dolor de cabeza poner cataplasma de harina de Trigo, con huevo, sal, agua caliente con Toronjil y aguardiente en la frente. Cólera: Infusión. Corazón: Infusión, como agua de tiempo, solo o con ramas chancadas de Lancetilla, Perejil, Claveles, Pimpinela, Achicoria, y flores de Lima, Naranja, Limón o Mandarina. Cólicos, diarrea: Infusión.

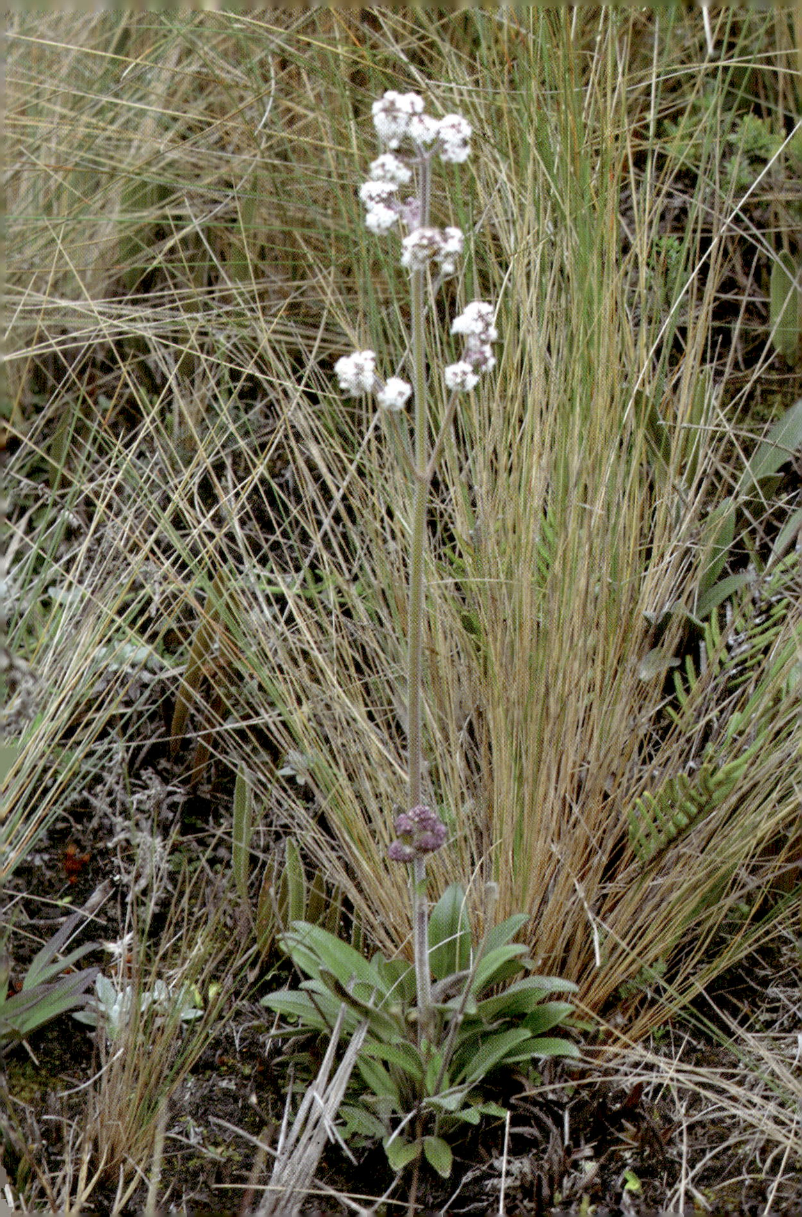

Valeriana

Nombre científico: *Valeriana* sp.

Familia: Valerianáceas.

Descripción: Hierba de 30 a 50 centímetros de altura con raíz prominente, hasta 50 centímetros. Tallo con indumento de pelo blanco, denso, de 2 milímetros. Hojas en roseta basal, flores blancas, con un tubo de 2 milímetros y 4 puntas de corola de 1 milímetro, de forma triangular.

Hábitat: Jalca.

Partes usadas: Raíces.

Administración: Oral.

Usos medicinales y preparaciones: Insomnio, dolor de cabeza, nervios: Cocción o infusión de raíces molidos, tomar en la noche un vaso pequeño, con polen o miel o con Romero Dulce o flores de Lima y Naranja.

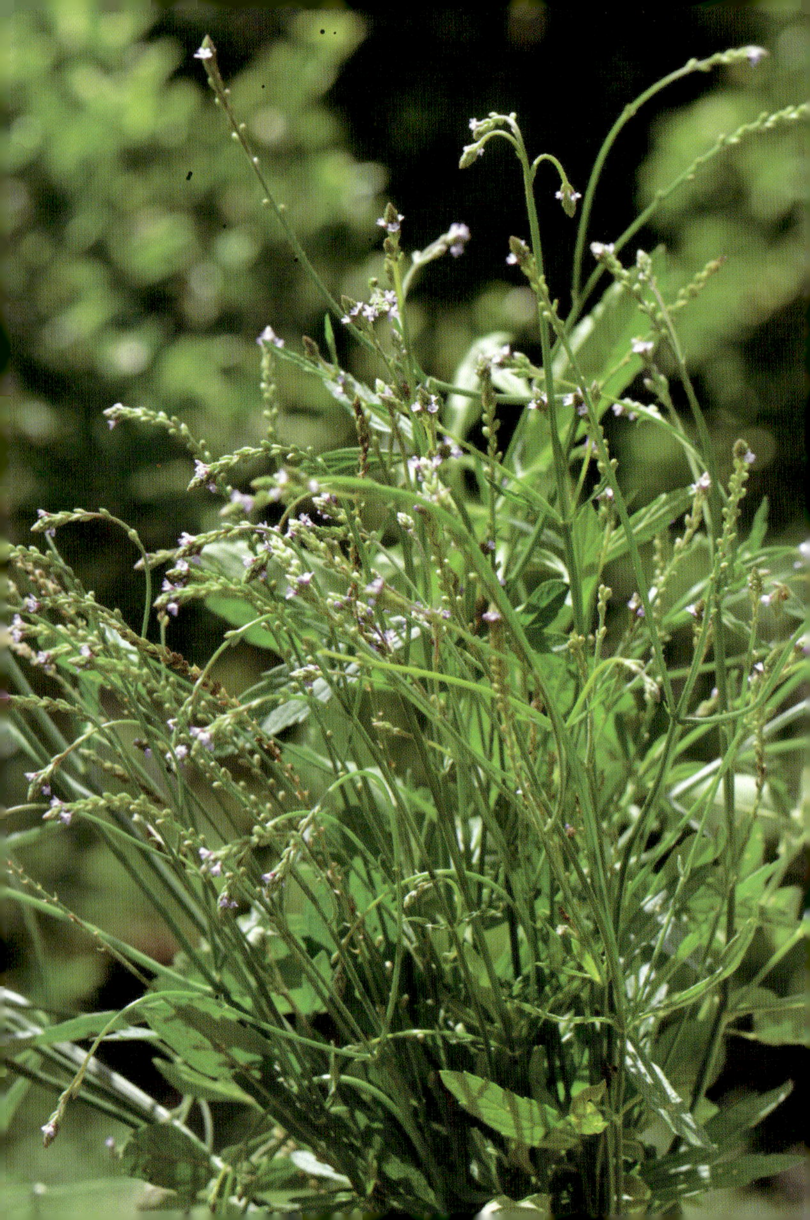

Verbena

Nombres científicos: *Verbena officinalis* L., *Verbena litoralis* Kunth.

Familia: Verbenáceas.

Descripción: Hierba de 30 a 50 centímetros de altura, inflorescencias en racimos de 1 a 5 centímetros, con flores pequeñas de color violeta (*V. litoralis*) hasta violeta blanquecina (*V. officinalis*), 3 milímetros en diámetro.

Hábitat: Al lado de la carretera, jardines.

Partes usadas: Partes aéreas.

Administración: Oral, tópica.

Usos medicinales y preparaciones: Fiebre: Jugo de la planta chancada para infusión, solo o con Achicoria y frutos molidos de Tamarindo, enemas con la misma mezcla, cocción con sal para lavados. Hígado: Savia o cocción. Fiebre intestinal, laxativo, dolor del estómago, diarrea: Savia o infusión, solo o con frutos molidos de Tamarindo, y enemas, con Manzanilla y corteza molida de Saúco. Heridas, herpes, infecciones de la piel: Cataplasma o cocción para lavados. Resfrío, gripe: Cocción para lavados, con sal, Limón y aguardiente.

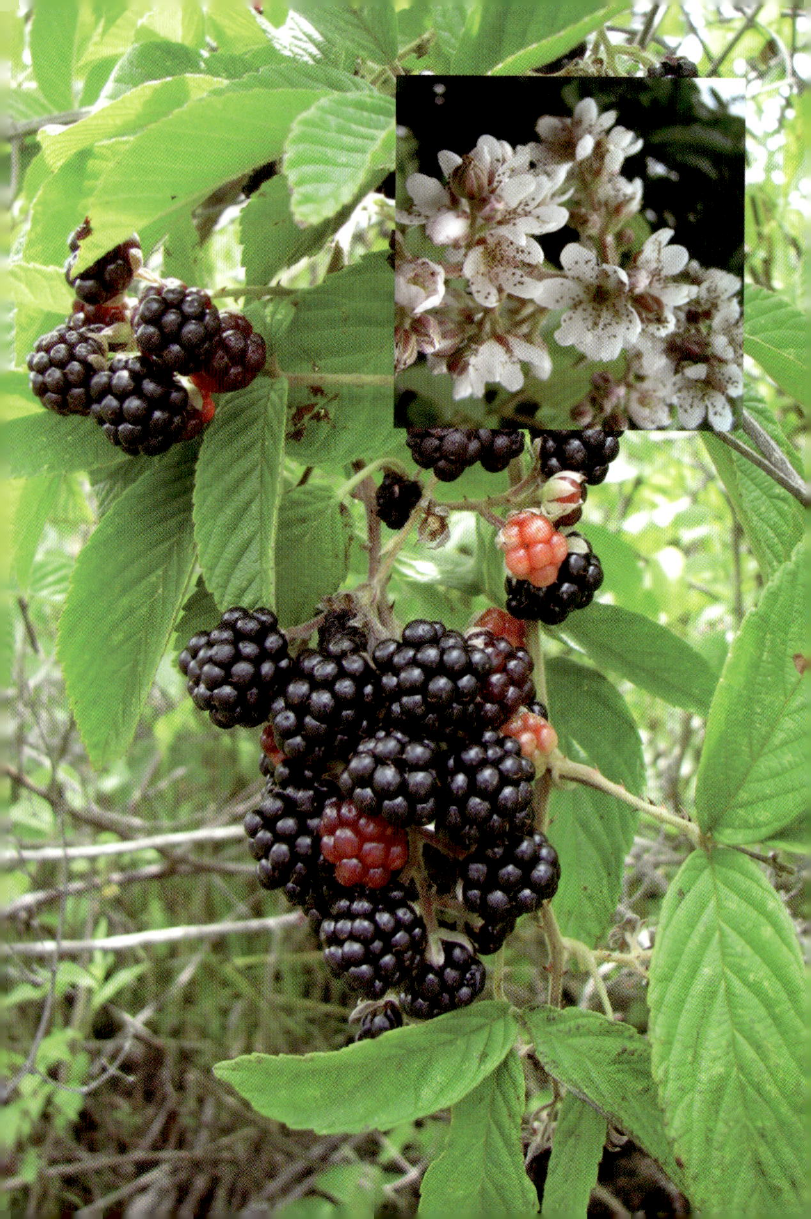

Zarza Mora, Zarza

Nombre científico: *Rubus* cf. *robustus* C. Presl.

Familia: Rosáceas.

Descripción: Arbusto de 2 metros de altura con flores blancas y frutos negros.

Hábitat: Bosque nublado.

Partes usadas: Flores, hojas.

Administración: Oral, tópica.

Usos medicinales y preparaciones: Bronquios, toz: Infusión o cocción de las flores, en agua o leche de cabra o vaca, solo o con flores de Saúco, y también un diente de Ajo, o hervir el fruto o la corteza con Cebolla. Heridas: Infusión de las hojas para lavados, y poner las hojas chancadas o la savia de las hojas en la parte afectada, también con sal. Inflamación del estómago o de los ovarios: Cocción de la raíz, como agua de tiempo, con Flor Blanca, Cola de Caballo, Chanca Piedra, Pie de Perro, Linaza, cáscara de Papa y granos tostados de Cebada.

4. Conclusiones

El uso de plantas medicinales en los andes del norte de Perú es una tradición de cientos de años. La medicina natural de la población tiene como base el conocimiento heredado de los chachapoya, y ha sido influenciada por interacciones con otros grupos culturales de la Amazonía y de la costa del pacífico, También por la ocupación de los incas y de los españoles. Todavía, la gente conoce una gran variedad de plantas medicinales y como aplicarlas. Pero, como la vida en los Andes cambia, también el uso de plantas medicinales se está cambiando. Los conocimientos sobre esas plantas son una herencia de los antepasados y forman parte de la cultura de la gente local. Estos conocimientos merecen nuestra atención y valoración. Las plantas medicinales pueden contribuir al cuidado de la salud en la vida cotidiana de una forma natural y económica. Cuando plantas medicinales silvestres son colectadas, es importante colectar solamente lo que uno realmente necesita, y si es posible no lesionar las raíces. Si las usamos con razón, modestia y respeto, las plantas siguen viviendo, y pueden compartir sus beneficios también con las generaciones futuras, contribuyendo a una vida en armonía con la naturaleza de la que somos parte.

Literatura

Brack Egg, A., 1999. Diccionario enciclopédico de plantas útiles del Perú. CBC – Centro de Estudios Regionales Andinos "Bartolomé de las Casas", Cuzco.

Bussmann, R.W., Sharon, D., 2006. Traditional medicinal plant use in Northern Peru: tracking two thousand years of healing culture. Journal of Ethnobiology and Ethnomedicine 2.

Johns, T., 1996. The origins of human diet and medicine: chemical ecology. The University of Arizona Press, Tucson, Arizona.

Schjellerup, I., 2005. Incas y españoles en la conquista de los Chachapoya, edición primera. Fondo Editorial de la Pontificia Universidad Católica del Perú, Lima.

Schultes, R.E., 1994. The importance of Ethnobotany in Environmental Conservation. American Journal of Economics and Sociology 53:202-206.

William L. Brown Center, Missouri Botanical Garden. http://www.wlbcenter.org/locales_peru.htm. Accedido en Febrero 2012.

Índice de principales Plantas Medicinales usadas en Uchucmarca, Púsac y San Vicente de Paúl

Achiote.. 29

Ajenjo.. 31

Carqueja.. 33

Cebada.. 35

Choclo.. 37

Cola de Caballo.. 39

Eucalipto.. 41

Flor Blanca.. 43

Flor de Arena.. 45

Guanábana.. 47

Huiso.. 49

Hierba Santa.. 51

Lancetilla.. 53

Limón.. 55

Linaza 57

Llantén.. 59

Manzanilla.. 61

Matico.. 63
Menta.. 65
Naranja.. 67
Orégano.. 69
Ortiga, Ishanga 71
Paico 73
Papa 75
Penca Sábila 77
Perejil.. 79
Pie de Perro.. 81
Romero de Castilla.. 83
Ruda 85
Saúco 87
Suelda con Suelda.. 89
Tamarindo.. 91
Taya, Tara 93
Tento, Tinto, Muña, Champca 95
Toronjil 97
Valeriana 99
Verbena 101
Zarza Mora, Zarza.. 101